Renforcer son immunité

Dr Paul Goetz, phytothérapeute

Renforcer son immunité

SOLAR SANTÉ

À Zsuzsa, mon épouse,
pour sa patience infinie
et son aide bibliographique

Avertissement

L'autodiagnostic et l'automédication comportent des risques. Les informations et appréciations fournies dans cet ouvrage ne vous dispensent pas de consulter un professionnel de santé.
La responsabilité de l'Éditeur et celle de l'auteur ne sauraient être engagées par les conséquences résultant d'une interprétation erronée ou d'une mauvaise utilisation des informations fournies dans cet ouvrage.

Sommaire

INTRODUCTION

L'immunité, une lutte pour la vie

En ouvrant ce livre sur l'immunité, le lecteur ouvre en réalité le grand livre de la vie, ou plutôt celui de la lutte pour la vie. Car il ne faut pas se leurrer, la vie n'est pas un long fleuve tranquille. Si après une longue évolution de la société humaine, chacune des personnes vivant au XXIe siècle peut avoir l'impression d'être à l'abri de nombreuses vicissitudes, notre corps reste, lui, exposé à de nombreux risques.

Au premier abord, l'être humain devrait être apte à traverser une longue partie de sa vie sans heurts, mais il apprend rapidement à affronter des transformations qui s'exerceront à ses dépens. Juste après la naissance, il fera connaissance avec les maladies infantiles, la chaleur ou le froid, la faim ou la surabondance, les mauvais traitements ou les excès d'un cocon familial étouffant. Rien ne lui sera épargné ! Et c'est là qu'interviendront ses mécanismes de défense physiques, psychiques, voire spirituels, en un mot : l'immunologie.

Tout homme aura un panel de systèmes défensifs. Prenons cet être comme il est, c'est-à-dire nu.

Rien que l'habit est déjà un système conscient ou inconscient de défense qu'il a appris à confectionner en passant de la fourrure animale à des habits synthétiques. Il a appris à les porter ou à les enlever quand et où il faut. Mais avez-vous remarqué dans les pays où il fait déjà froid en septembre que des gens s'emmitouflent très vite dans leurs pulls, châles et lourds manteaux, quitte à faire fi de la température extérieure ?

L'être humain, nu, est plongé dans un air ambiant, faisant face au soleil ou affrontant la pluie. Même dans un climat tempéré, il sera la proie des moustiques, taons, tiques, guêpes et de nombreux animalcules qu'il ne distingue pas. Exposé au pollen, il pourra éternuer, au grand air, il risquera un coup de soleil, et s'il bronze sans problème, il risquera un cancer de la peau… N'allongeons pas la liste outre mesure.

Continuons à imaginer cet homme en pleine santé… Il a peut-être faim et soif. Va-t-il comme son lointain ancêtre s'attaquer à la viande ou bien s'attabler pour consommer une salade qu'il aura lavée consciencieusement ? Ou encore consommera-t-il un aliment à base de céréales ou de féculents adouci par des sucres lents ou rapides et des lipides bien crémeux ? Il n'a plus l'intestin de son ancêtre du paléolithique, qui mangeait viande et même insectes sans les cuire. Aura-t-il alors un métabolisme suffisant pour digérer sucres rapides et lents, et les éliminer par l'exercice physique pour ne pas grossir ? Boira-t-il l'eau d'une source naturelle qui abrite des myriades de bactéries diverses et des parasites ?

UN MODE DE VIE GLOBAL

La préservation de notre unité contre le monde sournois de l'infection est importante. Cependant, l'intégrité de notre personne et de notre immunité ne se résume pas au seul contrôle vis-à-vis des germes environnants. Notre immunité concerne aussi notre capacité à résister aux agressions de la vie courante.

Le merveilleux schéma de notre système immunitaire (voir p. 42) est quelquefois pris en défaut par un excès de fonctionnement qui provoque des réactions allergiques ou par des anomalies de fonctionnement qui amènent à développer des maladies auto-immunes, et même des cancers.

La recherche dans tous les domaines arrive aujourd'hui à ce que l'on pressentait : l'unité et l'implication de différents mécanismes permettent de faire face à l'adversité quotidienne. L'immunité est un mode de vie global qui s'organise entre les systèmes de défense :

- notre système immunitaire réparti dans toutes les parties de l'organisme ;
- l'intestin, longtemps méconnu comme étant un système de défense et un relais de l'information immunologique ;
- le système endocrinien avec son système hormonal qui forme un axe central entre la glande surrénale vers la base du cerveau, où se trouve l'hypothalamus, en passant par l'organe de centralisation qu'est l'hypophyse ;

- enfin, le cerveau qui, par sa plasticité, peut être modifié par nos expériences, et influe lui-même de manière positive ou négative sur les mécanismes cités en fonction du stress qu'il enregistre.

À travers cet ouvrage, vous allez comprendre ce qu'est l'immunité, laquelle est le rempart aux corps étrangers qui nous agressent (virus, bactéries, pollution, etc.) mais sert aussi à limiter ou accepter notre fonctionnement lorsqu'il est poussé à l'extrême par des situations de stress. Vous saurez donc comment augmenter votre immunité de façon vraiment efficace.

UN SYSTÈME INÉGAL FACE AUX MICROBES

Si dans cette lutte pour la vie, l'homme est prédateur pour se nourrir, il peut être aussi lui-même la proie d'autres prédateurs. Et parmi eux, les minuscules bactéries, virus ou parasites, invisibles à l'œil nu mais présents !

Ces microbes peuvent être saprophytes : ils habitent et vivent en nous et nous aident à maintenir notre équilibre intérieur, l'homéostasie. Souvent, à la survenue d'un événement léger, certains de ces microbes actifs ou en dormance profitent du changement de terrain, d'une inflammation des muqueuses où ils siègent normalement en petite quantité, pour se développer et perturber la flore normale.

Ainsi sommes-nous inégaux devant les infections. À titre d'exemple, une bactérie hélicoïdale avec des flagelles habite notre estomac depuis une éternité : *Helicobacter pylori*. Chez 80 % de la population, elle ne crée pas de problème, mais pour des raisons diverses, elle devient nocive pour les 20 % restants. Fréquente dans le tiers monde, elle est plus facilement présente chez les personnes âgées en Amérique du Nord. Il semble que ce soit un gène qui favorise son développement, et le système immunitaire de l'homme est dans l'incapacité de l'éliminer.

La lèpre, due à la bactérie *Mycobacterium leprae*, était l'une des hantises de l'humanité depuis l'Antiquité. Elle commença à se raréfier dans toute l'Europe, hormis celle du Nord, dès le XVIe siècle. Au XVIIe siècle, les anciennes maladreries françaises furent fermées une à une. Pour une raison encore inconnue, la lèpre persista parmi les populations. On a pu constater par la suite que les pays débarrassés depuis longtemps de cette maladie sont ceux où la tuberculose avait sévi, prenant le pas sur la lèpre. Il existe ainsi une immunité croisée entre les affections infectieuses et une population déjà exposée à la tuberculose : ceux qui ont contracté cette dernière sont immunisés contre la lèpre.

Notre immunité est sous la gouverne du système génétique qui permet ou non l'activité de ces cellules et des éléments qui nous défendent contre les microbes. Des mutations génétiques exposeraient donc plus ou moins certains individus à une résistance ou à une plus forte sensibilité à l'un ou l'autre des microbes.

DES SOLUTIONS POUR AUGMENTER NOTRE IMMUNITÉ

La médecine en général, mais particulièrement la médecine par les plantes (phytothérapie), a trouvé des moyens, souvent mal connus, pour renforcer la défense de l'organisme.

Les plantes ont l'avantage de contenir des substances très nombreuses qui peuvent avoir un effet sur l'organisme en stimulant son immunité. Ainsi, l'échinacée, plante d'Amérique du Nord, contient à la fois des substances qui incitent le corps à se préparer contre une infection, quelle qu'elle soit, et d'autres permettant d'avoir une action sur la glande surrénale qui produira naturellement une plus forte dose de cortisone. Celle-ci réduira l'inflammation et stimulera l'organisme, le corps et le mental contre le stress. Une autre plante comme le ginseng, plante orientale de Corée et de Chine, stimule l'intellect et les fonctions cognitives, mais également l'axe endocrinien des glandes – de la surrénale à la base du cerveau – pour préparer le système immunitaire à se prévenir d'une infection virale.

Nous savons par ailleurs qu'une infection peut se prolonger par une atteinte nerveuse, qu'un stress mental va diminuer le potentiel énergétique de l'organisme et ouvrir la porte aux infections. En somme, le système immunitaire communique avec le cerveau et les glandes endocrines, mais aussi avec ce qui se passe dans nos intestins.

Nous allons donc aborder dans cet ouvrage le pouvoir de certaines plantes qui agissent efficacement et de façon très ciblée sur ce système en boucle, pour le renforcer, l'améliorer, l'optimiser. Nous traiterons également des pistes pour renforcer notre psychisme, intimement lié à notre immunité : un travail personnel sur soi, notamment psychologique, peut induire un mieux-être mental ainsi qu'une résistance générale au stress et à l'infection.

CHAPITRE I

Qu'est-ce que l'immunité ?

L'ÊTRE HUMAIN FACE AU MONDE

Le mot *immunité* correspond à la défense de l'organisme avec ses « armes » biologiques. Notre organisme est une entité vivante qui doit évoluer entre sa naissance et sa mort au milieu d'autres organismes. C'est un milieu plus ou moins fermé sur lui-même, mais pour exister, il doit être ouvert au monde qui l'entoure, juste assez pour en tirer des éléments vitaux comme l'air, l'eau et les aliments, sans que les autres organismes et le milieu ambiant puissent avoir une action négative sur lui. L'immunité permet au corps de se défendre contre des agressions qui viennent de l'extérieur mais aussi contre des agressions internes inattendues, comme les maladies auto-immunes ou les cancers.

Notre immunité, douée d'une forme d'autorégulation, permet aussi de maintenir notre corps dans une certaine cohésion : les organes qui véhiculent l'immunité se soutiennent et se contrôlent mutuellement.

Un organisme très élaboré

L'animal et l'être humain sont les organismes les plus élaborés du vivant avec un assemblage cellulaire divisé en tissus, qui forment les organes. Ces tissus sont soutenus par un système de maintien constitué par les os, par des structures plus plastiques que sont les tendons, et par le système réticulo-endothélial qui couvre les éléments mobiles de l'organisme (le sang avec les globules rouges et blancs, la lymphe, etc.) ; on le trouve dans divers organes tels que la moelle osseuse, la rate, le foie, les surrénales, les ganglions qui sont les organes produisant ou modifiant les cellules de l'immunité.

Nos cellules ont des caractéristiques vitales qui viennent du fond des âges, et plus précisément du fond des océans primitifs. De manière basique, les hommes ont le même mode d'existence que les bactéries ou les micro-organismes les plus anciens. La différence réside dans la richesse des tissus et des fonctions de ces derniers. Or, comme pour les êtres les plus primitifs, la vie humaine s'organise grâce à un organe primaire mais très complexe : les gènes et son ADN, support et commande des modes de fonctionnement de ses tissus et organes.

Pour se nourrir du milieu extérieur, l'être humain possède un système pulmonaire qui lui permet d'absorber l'oxygène puis de rejeter le dioxyde de carbone. Il a aussi un organe très élaboré, le tube digestif, ouvert sur l'environnement pour prélever des nutriments, puis pour libérer les détritus de leur métabolisme. Mais, comme les organes aériens, il est lui-même peuplé d'innombrables micro-organismes saprophytes, devenus indispensables à la survie des individus.

Nous allons voyager au gré des différentes fonctions du système immunitaire : les organes qui le soutiennent, les éléments à l'intérieur de ces organes, puis leurs armes spécifiques, enfin les éléments directement au contact des corps étrangers pour les empêcher de vivre à nos dépens.

LES REMPARTS DE NOTRE IMMUNITÉ

Notre premier rempart immunitaire : la peau

Commençons par explorer la surface de notre corps et ses défenses au niveau de la peau et des muqueuses. La peau est une barrière qui semble particulièrement efficace ! Et pourtant, les microbes sont capables de pénétrer l'organisme par cette voie…

On pourrait comparer le rempart constitué par la peau aux tours de Jéricho. La légende veut que cette ville ait été conquise par l'armée des Hébreux conduite par Josué lors de la reconquête du pays de Canaan au XIIIe siècle avant notre ère. Plusieurs raisons de la chute de cette cité ont été avancées. Les preuves scientifiques montrent que tout le territoire de cette ville jouissant d'une irrigation par une rivière et des sources était infesté par un parasite des régions chaudes : la bilharzie. C'est un mollusque d'eau douce qui, sous sa forme larvaire, pénètre dans l'homme à travers sa peau lors de ses baignades en eau douce et stagnante. La population de Jéricho était simplement malade et frappée d'inertie, et il n'en fallut pas plus pour qu'elle soit battue[1].

La peau fait preuve d'une grande résistance grâce à ses couches de kératine et à l'épiderme qui forment une barrière efficace. Cette barrière cédera néanmoins lors d'une piqûre d'insecte (tique, moustique comme l'anophèle ou encore le moustique tigre) ou par accident (grattage avec des ongles sales, piqûre septique, griffures de chat ou de chien, morsure, ulcérations par frottement, arrachage de poil…). Cependant, hormis ces éléments, la peau résiste bien aux micro-organismes.

Elle se protège elle-même grâce à l'hydratation de la couche cornée et sa kératine, à la surface de laquelle se trouve le film hydrolipidique : un concentré de sueur, de kératine, de déchets albuminiques (des protéines) et de lipides cornéens. Sa structure varie en fonction de facteurs génétiques, de l'âge des personnes, de la région cutanée considérée et de l'état physiologique de chacun. La régulation du film hydrolipidique dans les conditions physiologiques dépend de l'hypophyse et des surrénales. Ce film protecteur maintient un équilibre interne et limite la viabilité des microbes à la surface de la peau. Il existe pourtant de possibles perturbations par le soleil, l'eau de mer ou le vent, capables de réduire ce facteur naturel d'hydratation et de favoriser le terrain à des microbes.

Le rôle immunitaire des muqueuses

Les muqueuses sont situées à l'entrée de notre organisme : bouche, tube digestif, oreilles, gorge, nez, arbre bronchique, conjonctive de l'œil, entrée du vagin, anus et appareil urinaire. Leur surface est faite de cellules vivantes et d'un faisceau sanguin. Elles réagissent grâce à la sécrétion de mucus, par un pH acide, des enzymes et des cils. Ce sont bien ces réactions naturelles de l'organisme qui nous donnent les premiers symptômes comme l'encombrement par du mucus (glaires), l'inflammation qui se traduit par une douleur (pharyngite par exemple) et la toux pour dégager ces glaires. Les muqueuses, beaucoup plus que la peau, représentent la principale voie d'entrée de certains virus comme l'herpès buccal et génital, le sida (HIV), les germes des maladies sexuellement transmissibles (MST). Si la peau est reliée à notre système nerveux sensitif, celui des muqueuses l'est à un système « sensitif » plus profond, qui permet à nos organes internes de se défendre. La réaction défensive, allergique, de la muqueuse est qualifiée d'« œdème » (allergie, eczéma, urticaire, asthme, etc.).

L'importance de la barrière sanguine dans l'immunité

Après la peau et les muqueuses, l'autre obstacle rencontré par les germes est le système réticulo-endothélial, un tissu qui n'a pas de consistance.

Omniprésent dans le corps, il est véhiculé par le sang : les globules blancs, et en particulier les lymphocytes qui jouent un grand rôle au niveau de l'immunité humorale. Il s'agit de l'immunité attachée au corps et toujours prête à fonctionner quelle que soit la particule étrangère qui se présente. Les lymphocytes agissent avec la sécrétion d'anticorps, qui, comme leur nom l'indique, protègent le corps en s'attaquant aux corps étrangers. Cette action passe par cinq étapes qui se mettent en place en très peu de temps :

1. la reconnaissance de l'agression par un élément extérieur ;
2. la multiplication des cellules immunitaires ;
3. la production d'éléments agressant le corps étranger – les anticorps et leur fixation sur le corps étranger ;
4. l'absorption du complexe résultant de la lutte anticorps-antigènes, lequel est formé de l'enchevêtrement des antigènes du germe infectieux et des anticorps des cellules neutralisant l'antigène et donc immobilisant le germe porteur de celui-ci ;
5. l'élimination du corps étranger.

Le microbiote intestinal : une vraie défense de l'organisme

La découverte fine des microbes qui résident dans nos intestins (microbiote) et l'effet qu'ils ont sur l'intestin lui-même date d'environ 10 à 15 ans. Ce concept, ignoré pendant longtemps, montre l'interférence entre le microbiote et l'immunité qui est, en réalité, le résultat d'une interdépendance entre système immunitaire, système inflammatoire, système nerveux et endocrinien. Il est important de revenir à l'embryologie pour comprendre cette interdépendance.

Le tube digestif se développe à partir de trois couches embryologiques : l'ectoderme, le mésoderme et l'endoderme (respectivement couches extérieure, moyenne et intérieure). Ces couches se rassemblent et ne sont pas en communication avec l'extérieur chez le fœtus. La couche externe forme l'épithélium et la couche interne va former le tissu à mucus et les glandes digestives.

À la naissance, ce tube s'ouvre par la bouche du bébé (le réceptacle de nourriture) et sa partie anale (l'orifice d'élimination des déchets). En même temps s'y forme du tissu lymphoïde, qui abrite les cellules utiles à la défense de l'organisme.

La grande aventure du tube digestif commence à la naissance, au moment où l'apport nourricier par le cordon ombilical disparaît. L'arrivée de nourriture du monde vivant et la digestion vont introduire lentement toute une flore externe qui deviendra propre à l'intestin : le microbiote.

La muqueuse digestive est immature à la naissance et met au moins 4 mois à se former. Le nourrisson est protégé des agressions microbiennes par les protéines de défense du lait maternel parmi lesquelles se trouvent les immunoglobulines. Lors de son développement et de sa fonction digestive, le tube digestif va s'enrichir, au contact avec l'environnement par la nourriture, de nouveaux organes à visée immunologique. Ce sont des tissus lymphoïdes dont fait partie, entre autres, l'appendice.

Le rôle immunitaire du microbiote

Notre flore intestinale est composée de milliards de bactéries. Ces nombreux germes restent encore assez méconnus et inexplorés. Ils existent en nous grâce aux apports alimentaires. On en trouve dans les selles, mais la majorité reste dans le tube digestif. Ensemble, ces germes pèsent jusqu'à 1,5 kg ! C'est grâce au microbiote que se fait une grande partie de la digestion et du système d'évacuation du bol alimentaire sous forme de selles qui n'ont plus d'intérêt nutritif pour l'individu.

Au cours de la vie, la composition bactérienne de notre microbiote change avec notre alimentation, notre mode de vie, notre niveau de stress et certains toxiques comme l'alcool. Or, l'alimentation s'est modifiée au fil des temps : surtout carnée au paléolithique, puis plus végétale au néolithique – période durant laquelle on voit s'installer progressivement les cultures de graminées. La consommation d'amidon et des sucres issus des féculents s'est développée de l'Antiquité au XIXe siècle, mais c'est au cours du XXe siècle que vont dominer les aliments à base de féculents et une forte proportion de sucres ajoutés.

Les bactéries présentes dans la flore intestinale se nourrissent des matières organiques en décomposition, qu'elles transforment en matière minérale ou molécules organiques de base absorbées pour servir au fonctionnement de l'organisme. Elles vivent sur l'organisme sans l'agresser. Bien au contraire, elles permettent un recyclage de la matière qui participe même au maintien de l'équilibre biologique dans la nature. Par « nature », il faut entendre ici de l'homme lui-même, puisque le microbiote permet de digérer et de réduire des aliments à une taille et une forme physico-chimique que l'être humain peut absorber à différents étages de son tube digestif. Il faut également entendre la « nature » dans son ensemble, car dans les déjections (humaines et animales) se trouvent des nutriments utiles pour beaucoup d'autres éléments : plantes, bactéries, champignons, insectes, etc. Par ailleurs, la lutte pour la vie fait que la présence du microbiote intestinal est indispensable pour éviter la prolifération de germes pathogènes. Le microbiote est donc une vraie barrière vivante dans le tube digestif, et un système de défense dans cette partie du corps ouverte sur l'extérieur.

En dehors de l'aide digestive, le microbiote possède une fonction immunitaire ainsi qu'une fonction équilibrante de la biochimie de l'organisme. Son rôle immunitaire concerne tout d'abord la formation du système lymphoïde de l'intestin. En première ligne défensive, celui-ci alerte l'organisme de la présence de germes par des récepteurs spécifiques. Dans l'intestin grêle a lieu un phénomène de « signalisation » :

des cellules vont fixer sur les germes et les corps étrangers des petites molécules qui permettent de les signaler (ou de les présenter) aux éléments circulant dans l'organisme en tant que corps « étrangers » à éliminer. Cette information permet à l'organisme de réagir rapidement contre une accumulation en amas asymétriques ou cubiques, en chaînes ou grappes, de germes provoquant la maladie, grâce aux immunoglobulines A, aux cytokines, aux lymphocytes T et aux phagocytes.

L'intestin, notre second cerveau ?

Par ailleurs, le microbiote entre dans la modulation de la formation des substances médiatrices du système nerveux (neuromédiateurs) : l'intestin contient 90 % de la sérotonine de l'organisme !

On pourrait dire, à la suite des nouvelles découvertes scientifiques, que le microbiote agit comme un second cerveau. En réalité, c'est un lieu de production de médiateurs immunitaires et de neuromédiateurs, au carrefour de l'immunité, avec des échanges d'informations entre les systèmes immunologique, neurologique et hormonal. L'intestin n'est pas qu'une usine à procurer des calories : il a créé son propre milieu ambiant sans lequel l'organisme ne peut vivre. Nous verrons plus loin les rapports entre le mental et la capacité du microbiote à communiquer avec lui. Sa position au contact direct d'innombrables corps étrangers – dont des bactéries, virus et parasites – le rend « immunocompétent ». L'échange d'informations est permanent entre la flore intestinale et les cellules immunitaires.

LES MÉCANISMES DE DÉFENSE ANTI-INFECTIEUX DE L'ORGANISME

Les modes de fonctionnement de l'immunité

L'immunité, ou la défense de l'organisme, se divise en deux modes particuliers de fonctionnement : l'un est spécifique et acquis envers un corps étranger connu, quand l'autre est plus général, inné, agissant quel que soit le corps étranger.

Il est aussi possible de voir notre système immunitaire antimicrobien d'une manière fonctionnelle, selon quatre voies principales :

- la voie simple de défense de l'organisme non spécifique ;
- les deux voies de défense de l'organisme spécifique – ou voie des lymphocytes se divisant en deux grandes entités fonctionnelles : l'immunité acquise et l'immunité innée dont le prolongement fonctionnel est une immunité qui devient adaptative (donc davantage spécifique) ;
- enfin, la voie de défense de l'organisme moléculaire.

Le système immunitaire se compose surtout de globules blancs (leucocytes) qui sont stockés dans le tissu lymphatique ou véhiculés par le sang et la lymphe. Ces leucocytes se divisent en plusieurs classes qui ont des rôles différents : ce sont surtout les macrophages, les lymphocytes B, les lymphocytes T, certains lymphocytes à rôle spécifique.

L'immunité non spécifique, ou voie du macrophage

Voie la plus rudimentaire, elle ne nécessite pas un système compliqué. C'est une réaction primaire, probablement l'une des plus anciennes dans le monde animal. Nos cellules lymphoïdes circulent dans le sang sans site fixe, presque à l'aveuglette. Parmi elles, une cellule de la famille des globules blancs est à l'affût des germes étrangers au corps : il s'agit du macrophage, qui va s'occuper en premier de ce qui perturbe le Soi biologique, c'est-à-dire l'intégrité de notre corps en tant qu'ensemble différencié de tout ce qui nous entoure.

Le macrophage activé dans sa nouvelle fonction se nomme « phagocyte », c'est-à-dire « cellule mangeuse », et va opérer la phagocytose (« action de manger les cellules » étrangères à l'organisme).

Le phagocyte se compose d'une membrane, d'un milieu interne (cytoplasme) et d'un noyau. Il fixe au niveau de sa membrane le germe avec des pièges spécifiques. L'entourant, il va l'introduire dans son cytoplasme et, grâce à des sucs particuliers placés dans des vacuoles, le digérer en le réduisant en substances inactives, qui vont être éliminées par le corps.

Pour débarrasser le corps de ces détritus, le phagocyte dispose de deux portes de sortie :

- soit le macrophage évacue les déchets vers l'extérieur où ils seront transformés en molécules pour être éliminées par le foie ou le rein – on comprend alors la fatigue qui s'installe dans l'organisme à combattre le germe et mobiliser le foie pour détoxifier l'organisme ;
- soit le phagocyte après avoir capturé et détruit des germes suit un chemin le menant à la « mort cellulaire programmée », une sorte de choix « suicidaire » ; ce mécanisme programmé dès la naissance du macrophage est appelé l'« apoptose ». Le phagocyte « mort » contenant le germe phagocyté donne une matière d'élimination : le pus ! S'il n'est pas en surface, près de la peau ou d'une muqueuse, l'amas de pus peut être contenu dans une cavité, et va, dans ce cas, chercher une voie d'élimination, parfois sous la forme d'un abouchement anormal vers la surface dit « fistule ».

L'immunité générale ou innée

C'est une immunité qui préexiste par ses éléments mais qui n'est pas active. Il faut un corps étranger agressif pour la rendre active. Elle n'est pas spécifique, c'est-à-dire qu'elle ne cible pas un germe précis, et peut « s'armer » contre tout type d'infection.

Elle intervient dans les heures, voire les minutes, suivant l'infection, depuis le premier contact avec un virus par exemple. Elle met en jeu de nombreux éléments qui ont chacun leur rôle, et suivent un schéma en 4 étapes :

1. En premier lieu, l'organisme doit pouvoir enregistrer un signal de danger, d'agression, par des cellules résidant dans les tissus. Lors du combat entre l'organisme avec les corps étrangers apparaissent des substances biochimiques dont le rôle est d'informer le réseau immunitaire. La seconde phase, induite par ces signaux, a lieu à l'endroit où a pénétré le microbe. Là, les systèmes de défense s'opposent aux éléments intrus : mais au départ il n'y a que peu de cellules immunitaires en cet endroit. Le flux sanguin augmente en réponse à l'irritation en attirant du sang chargé en cellules qui s'attaquent aux germes. Cette réaction se traduit chez l'homme par *rubor* (rougeur), *calor* (chaleur), *tumor* (gonflement), *dolor* (douleur).
2. Parmi les cellules à fonction défensive se trouvent des lymphocytes, présents normalement dans le corps mais inactifs. Grâce à l'information indiquant la présence d'un corps étranger infectieux, ces lymphocytes se transforment pour devenir actifs. Dans cette immunité de base, ils portent le nom de « lymphocytes B ».
3. Les lymphocytes B élaborent et lâchent dans la circulation des molécules de grande taille : les

immunoglobulines : ce sont les armes les plus importantes contre le corps étranger.

4. Enfin, le système immunitaire permet la réparation du tissu lésé par la réactivation des cellules de base et l'apparition de fibrocytes, les cellules reconstituant les tissus.

Comment reconnaître les éléments étrangers ?

Reconnaître son ennemi, en l'occurrence des microbes, est aussi simple pour l'organisme que pour nous repérer un ours blanc parmi des ours bruns. Chaque germe a une spécificité que l'organisme a appris à reconnaître. Ce qui caractérise les germes, ce ne sont pas des couleurs ou des formes mais des molécules qu'ils portent à leur surface. Ces dernières sont souvent à base de sucres et de protéines peu courants dans l'organisme. Les plantes fabriquent des molécules semblables qui, introduites dans l'organisme, permettront à notre immunité de réagir encore plus vite.

L'immunité acquise

L'immunité acquise est celle qui s'ébauche tout au long de notre vie. Elle est plus subtile que l'immunité innée sans spécificité. Quand arrive un germe, sa mise en place demande un délai de plusieurs jours ou semaines, le temps que les cellules immunitaires déploient une double stratégie :

- reconnaître un germe étranger ;
- le comparer à la base de données qu'a préformée le système immunitaire.

Le système immunitaire garde en mémoire le fait d'avoir été attaqué par un germe. Lorsqu'il y a réinfection par le même microbe, les éléments immunitaires se redéploient plus rapidement. Parmi eux se trouvent les lymphocytes B qui fabriquent des anticorps en masse. Ceux-ci vont se lier à l'élément étranger au corps. En reconnaissant l'antigène, les lymphocytes se changent en une cellule nouvelle, le plasmocyte, qui va libérer des anticorps contre lui. Les plasmocytes et leurs anticorps s'accrochent donc à un antigène précis, et cet ensemble est reconnu par une cellule phagocytaire qui englobe et détruit l'ensemble ainsi formé.

Les vaccins sont encore plus spécifiques quant à un corps étranger cible et apportent une information à l'organisme qui pourra s'opposer immédiatement au germe correspondant et empêcher la maladie de se développer.

L'immunité moléculaire

Il existe aussi des lymphocytes instruits d'un pouvoir de réaction grâce à un organe qui disparaît à la fin de l'âge juvénile : le thymus. Le thymus donne une information spéciale à ces cellules blanches appelées « lymphocytes T ». Elles circulent dans le sang, se divisent et prolifèrent en présence d'un antigène. Les lymphocytes T sont très spécifiques, car ils ne s'attaquent qu'à des éléments déjà identifiés, leur rôle étant d'être toxiques envers les cellules étrangères au corps. Ils fabriquent pour cela des substances chimiques destructrices.

Nous verrons plus loin que, dans le cadre d'un renforcement de notre immunité, un certain nombre de plantes prises par voie orale stimulent le système immunitaire et le préparent à répondre à une infection.

Les systèmes du complément

Dans notre organisme existe un mécanisme défensif non cellulaire très efficace : le complément formé de 35 protéines reconnues par le système immunitaire. Ces protéines ont une double fonction : d'une part, éliminer des cellules pathogènes ; d'autre part, contrôler le mécanisme de défense immunitaire afin qu'il ne s'attaque pas à l'organisme lui-même (ce qu'on appelle une « réaction auto-immune »). Elles peuvent s'activer en l'absence de tout corps étranger (immunité innée) ou par le système de reconnaissance de corps étranger (immunité acquise). Là aussi, certaines plantes médicinales sont capables d'activer ce mécanisme.

Anticorps et immunoglobulines : les armes des cellules immunitaires

Les anticorps

Après avoir vu les éléments cellulaires qui agissent, voyons les armes qu'ils introduisent contre tout corps étranger : les anticorps. Ceux-ci sont produits par les lymphocytes B (également appelés « mastocytes ») et se mettent à la surface de ces derniers, formant des récepteurs qui piègent les corps étrangers. Par ailleurs, des anticorps peuvent protéger l'organisme de par leur présence qui élimine le risque d'une réinfection (antigènes protecteurs). Les anticorps neutralisants sont capables de conférer une immunité stérilisante : ils bloquent les germes, surtout les virus, en reconnaissant leur membrane sur laquelle se trouvent des constituants caractéristiques (comme une « empreinte digitale ») qu'elle garde en mémoire.

Les interférons

Les interférons sont des protéines qui renforcent la réponse immunitaire en inhibant la réplication virale dans les cellules de l'hôte, en activant les cellules tueuses et les macrophages. Ils sont surtout utiles contre les infections virales.

Les immunoglobulines

Les immunoglobulines jouent un rôle crucial dans les interactions entre les cellules impliquées dans le système immunitaire. Il faut distinguer les immunoglobulines G et M liées à l'infection, l'immunoglobuline A (IgA) typique du tube digestif et l'immunoglobuline E (IgE) liée à l'allergie.

- Les immunoglobulines G (IgG) sont produites en réaction à un corps non reconnu par l'organisme. Elles protègent ce dernier contre les bactéries, les virus et certaines substances présentes dans le sang et la lymphe. Leur rôle est essentiel dans la mémoire immunologique : elles constituent l'« immunité passive » qui passe de la mère vers le fœtus et le nourrisson.
- Les immunoglobulines M (IgM) sont des récepteurs antigéniques, des sites (comme des serrures et la clé correspondante) avec une configuration spécifique. Ancrés dans la membrane des lymphocytes B immatures, c'est-à-dire n'ayant pas achevé leur développement, ces récepteurs signalent que l'infection a eu lieu antérieurement.
- Les immunoglobulines A (IgA) sont présentes dans la salive et les liquides intestinaux, le nez et l'appareil respiratoire, et empêchent les germes de se fixer sur les cellules des muqueuses. Elles signalent surtout une inflammation, en particulier au niveau de l'intestin.
- L'immunoglobuline E (IgE) est également une structure de type anticorps, produite par le tissu lymphoïde chez les mammifères. Elle est présente naturellement dans le plasma à une concentration inférieure à 150 UI/l (unité internationale par litre). Les IgE reconnaissent des sites spécifiques

de substances, non infectieuses, qui peuvent entrer en contact avec la peau et les muqueuses. Ce système identifie également les parasites grâce à des molécules présentes à leur surface. Produites en trop grand nombre (par un sujet allergique à telle ou telle substance), les IgE vont stimuler la libération de l'histamine à l'origine d'une inflammation avec gonflement des tissus et prurit (démangeaisons).

En bref...

Le système immunitaire est formé d'acteurs et d'armes effectrices :
- macrocytes, lymphocytes B ou T et autres cellules immunitaires sont les acteurs ;
- anticorps, immunoglobulines, cytokines, interférons... sont les armes avec lesquelles les premiers agissent dans le but de détruire les microbes.

Bactéries, virus, parasites

Les agents infectieux sont à classer dans trois catégories de micro-organismes assez distinctes l'une de l'autre.

- Les virus : ce sont des micro-organismes très petits et primaires qui n'entrent pas dans la classification des êtres vivants. Il s'agit d'un matériel de type acide nucléique (substance constituant de l'ARN et de l'ADN), englobé dans une capside (comme la membrane du noyau dans les cellules) à base de protéine. Pour se développer, le virus a besoin d'un hôte (cellules vivantes) dont il utilise le métabolisme et les constituants pour se répliquer. Il existe de nombreux types de virus mais on distingue surtout les virus à ADN et les virus à ARN.

- La bactérie est un être vivant micro-organique comportant une membrane, un noyau, un système métabolique et des centrales énergétiques (mitochondries). C'est le prototype de la cellule animale qui se différencie et forme des tissus. Les bactéries peuvent être isolées ou, au contraire, se regrouper en des formes filamenteuses. Elles peuvent vivre de façon commensale, en parasitant un organisme, et donc à l'abri de plus grands organismes, ou en les infectant en étant pathogènes. Les bactéries meurent alors avec l'organisme que l'infection amène à la mort.
- Les parasites sont des micro-organismes plus complexes, pluricellulaires, qui vivent comme saprophytes ou aux dépens d'êtres vivants.

Ce qui est important pour l'immunité, ce sont les substances qui se trouvent à la surface des virus, bactéries ou parasites, et qui sont reconnues par les cellules immunitaires.

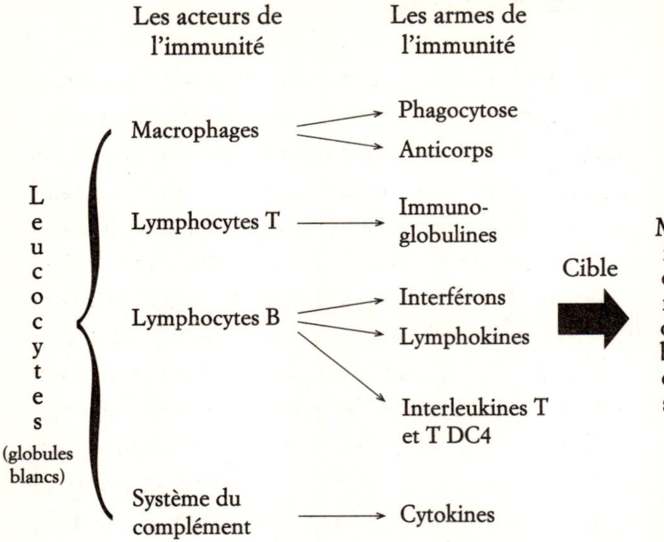

Schéma simplifié de notre système de défense immunitaire dans le cas d'une défense anti-infectieuse

NOTRE SYSTÈME DE DÉFENSE ET SES IMPERFECTIONS

Visualisons de manière simple le corps et les substances « étrangères » à celui-ci : elles sont issues du milieu qui l'entoure ou se forment en son sein. On distingue, d'une part, l'infection, l'allergie liée à l'extérieur, et d'autre part, les autoanticorps et les cancers liés à une production interne.

En cas d'infection

Le corps humain se trouve en présence des germes qui viennent de sa périphérie et contre lesquels il doit se défendre. Il leur oppose les systèmes qu'il a mis en place : les globules blancs (de type mastocytes, phagocytes, les lymphocytes B et T). Les mastocytes sont des cellules immunitaires, qui se trouvent dans le tissu conjonctif, le système de soutien entre les cellules « nobles » d'un organe à la source de ses fonctions. Ces mastocytes contiennent dans leur cytoplasme des substances telles la sérotonine et l'histamine, et bien d'autres qui reconnaissent le corps étranger et signalent sa présence avant de s'y opposer ou le transformer de telle manière que les globules blancs puissent le « tuer ». Ce mécanisme peut être moyennement, faiblement ou non efficace.

Nous sommes fréquemment sujets à des réactions anticorps-antigènes que nous ne remarquons pas. L'infection peut être provoquée par un afflux important de germes (infection massive) ou par l'intrusion de quelques-uns dans le corps (piqûre). Elle peut être contenue par les différentes barrières (peau, mucus, tissus et sang) ou, au contraire, les dépasser très rapidement. Les germes peuvent subir une mutation (c'est le problème de la majorité des virus, notamment celui de la grippe et du sida) et passer entre les filets de l'immunité. Les germes peuvent être très virulents comme dans la fièvre Ebola ou le choléra. Dans le cas du sida, les virus sont toxiques pour les éléments de la défense de l'organisme et annihilent l'immunité.

Bon à savoir

Aucune immunité n'est parfaite vis-à-vis des germes qui font de fréquentes mutations ou qui entrent dans le corps par des voies intrusives (blessure pour le tétanos, piqûre d'insecte pour de nombreux virus, inhalation ou absorption d'un germe par la bouche à partir des mains d'un malade). Une huile essentielle comme celle de l'arbre à thé est apte à nettoyer des mains souillées, et une plante comme le neem a un pouvoir répulsif qui limite l'approche des moustiques.

Lors d'une allergie

Dans ses interactions avec le monde extérieur, l'être humain peut être au contact de substances non infectieuses mais qui néanmoins provoquent des réactions de la part de son organisme.

Certaines comme celles des plantes provoquent des réactions quand on les touche : on parle alors d'« hypersensibilité ». La plupart des plantes de la famille des Astéracées (anciennement Composées) provoque au niveau de la peau une réaction (par exemple l'arnica). Certaines comme le *Toxicodendron radicans* en Amérique (connu sous le nom « Rhus tox », en homéopathie) possèdent une huile donnant des réactions cutanées phénoménales. Plus proches de nous et en augmentation constante, de nombreux pollens (cyprès, frêne, graminées, ivraie, pin, oseille, ambroisie, etc.) incommodent 25 % des Français bien qu'ils soient neutres et inoffensifs pour de nombreuses personnes. Lors de la pénétration de particules dans les bronches, l'organisme de certaines personnes sensibles réagit par une irritation entraînant la toux, une abondante sécrétion de mucus, un spasme et une toux ou un éternuement pour chasser l'élément irritant. Le mécanisme s'emballe et, au lieu d'aider la personne, la fait suffoquer.

Au niveau alimentaire, il existe également des allergies digestives, souvent méconnues par la personne elle-même. Au niveau de la peau, le contact avec du nickel ou du ciment (mais aussi les cosmétiques !) produit une réaction que l'on appelle « eczéma ». Quand une substance passe le tube digestif sans problème, elle peut cependant devenir insupportable et allergisante pour l'organisme (c'est souvent le cas des médicaments). Le mécanisme engendre une réaction visible au niveau de la peau avec de fortes sensations (comme un contact avec les orties) : c'est l'urticaire.

À l'apparition d'un allergène (substance produisant une réaction allergique), c'est le système des immunoglobulines E (IgE) qui est génétiquement mis en alarme. D'autres cellules de type globules blancs s'activent. Dans le « combat » contre l'allergène, ces cellules commencent par la libération de l'histamine, laquelle va provoquer les sensations de picotement ou même de démangeaisons féroces, et un apport de sang et d'eau provoquant les œdèmes typiques chez une personne « allergique ». Au niveau du nez, ce sera un écoulement nasal ; au niveau des yeux, un larmoiement ; au niveau de l'arbre respiratoire, une toux avec spasme et suffocation. Il s'agit d'un système de défense inutile et plus que gênant. Les récepteurs à histamine déclenchent urticaire, eczéma, asthme et le terrible œdème de Quincke dans la bouche avec gonflement des muqueuses du pharynx.

Bon à savoir

Au lieu de protéger contre des particules anodines pour 75 % de la population, l'allergie est un emballement du système de défense avec un risque parfois vital. Nous assistons à une première réaction anormale de l'organisme. Celle-ci est souvent caractéristique d'un terrain familial : présence d'eczéma, d'asthme chez l'un des parents ou dans la fratrie, conduisant à une prédisposition et une transmission génétique.

LE DYSFONCTIONNEMENT IMMUNITAIRE DANS LES MALADIES AUTO-IMMUNES

Cette fois, ce n'est plus une réaction de l'individu à un élément venant de l'extérieur auquel il s'oppose. L'organisme élabore une quantité impressionnante de structures immunitaires, et bien que son système (en particulier génétique) soit presque immuable, il peut avec le temps programmer des substances aberrantes. Deux phénomènes président à la pathologie auto-immune :

- d'une part, le système immunitaire devient déficient, il n'est plus maître des éléments qu'il élabore ;
- d'autre part, le « gendarme » représenté par le système de régulation ou de contrôle connu sous le nom de « système du complément » ne peut empêcher le corps de produire des molécules qui s'attaquent à lui.

Des erreurs entre le donneur d'ordre, l'ADN génétique et le système immunitaire entraînent l'élaboration de substances inappropriées et nuisibles à l'organisme. Selon les cas, cette production peut être prolongée ou s'emballer.

Certains anticorps peuvent être toxiques pour les globules rouges et provoquer leur destruction (anémie hémolytique). Quand il y a prolifération de substances autotoxiques – souvent des dérivés d'immunoglobulines –, surviennent des maladies de la peau (par exemple, le lupus) ou des reins, de la thyroïde en insuffisance (thyroïdite de Hashimoto) ou en excès (maladie de Basedow), ou une faiblesse musculaire (myasthénie). Au cours des inflammations de groupes musculaires (ou myosites), une partie des soldats – les globules blancs – constituant le système de défense se met soudainement à attaquer les muscles qui sont considérés, à tort, comme des agents infectieux et doivent, à ce titre, être éliminés.

La production anormale d'autoanticorps ou d'autres chaînes de protéines ou de globulines est proche de la maladie cancéreuse où le corps est à l'origine de cellules déviantes des cellules normales, qui prolifèrent et ne sont pas reconnues comme cellules pathologiques. Immunité et rôle des gènes permettent actuellement de créer des médicaments de biothérapie ou de thérapie génique qui seront plus ciblés, mais, on le sait d'ores et déjà, avec de nombreux effets secondaires. Ce type de traitements peut trouver dès à présent des équivalents en phytothérapie dont le pouvoir est moins important mais qui sont beaucoup moins toxiques aux doses préconisées par des organismes comme l'European Medicines Agency (EMA).

Le processus cancéreux

Nous avons vu une prolifération anarchique se développer. Le processus est analogue avec ce que nous appelons « cancer ». Le mot *cancer* est lié au crabe (le *karkinos* des Grecs ou le *krebs* des Allemands). Le vocabulaire vernaculaire sous-entend un phénomène d'autophagie (corps qui se nourrit de ses propres substances). Cette pathologie n'est pas un phénomène moderne, quoique de nombreuses substances chimiques l'induisent. Le cancer était déjà connu de l'homme préhistorique : si les cancers des organes mous ne se conservent pas, les archéologues ont en revanche observé des cancers osseux ou des parties osseuses absentes ou érodées. Parmi ces rares découvertes, on peut citer le méningiome (cancer à partir de la membrane méningée) chez un enfant prénéandertalien, l'ostéosarcome chez un sujet d'Afrique du

Sud, un cancer osseux du néolithique en Angleterre et un cancer métastatique chez un homme du Soudan[2].

Pour différentes raisons, une lésion majeure survient dans un groupe de cellules qui induit une modification de l'ADN. À partir de là, une cellule va, toujours à l'intérieur du corps, se modifier et se développer comme un nouvel organe, mais déstructuré. La vie d'une cellule va prendre non pas le cheminement classique du tissu d'où elle est issue mais celui d'une cellule « cancéreuse ». Comme un nouvel organe, elle va se développer et se multiplier. Il y a apparition d'un nouveau tissu, qui se différencie dans le corps mais n'est pas reconnu comme un corps étranger par l'organisme mère. Le développement est local, puis les cellules de cette masse nouvelle, qu'on appelle désormais « tumeur », vont passer dans la circulation sanguine ou lymphatique, avant de se localiser dans d'autres parties du corps en suivant la direction des liquides, sang ou lymphe, qui les véhiculent. Dans un endroit différent de celui de la tumeur d'origine, ces cellules vont former de nouveaux foyers tumoraux : les métastases.

La modification de l'ADN d'une cellule et de sa « progéniture » est un long processus. Les facteurs de modification de la programmation tumorale sont internes (génome, génétiques, etc.), induits par un agent infectieux, ou externes (alimentation, exposition à des substances cancérigènes, ou à des conditions comme l'irradiation, etc.). De plus, nous avons à tout moment en nous des cellules en voie de cancérisation mais qui n'arriveront pas toutes à mûrir. Souvent, quand elles se forment tard dans la vie, une autre cause de décès les empêchera de prendre leur essor propre. À un âge avancé, au-delà de 70 ans, il y a un ralentissement du renouvellement cellulaire autant pour les cellules normales que pour les tumorales. Cependant, une fois le processus de cancérisation lancé, il sera difficile, voire impossible, de s'en défaire.

Ce qui caractérise la cellule cancéreuse, par rapport à ce que nous avons vu précédemment quant à la défense de l'organisme, c'est son indépendance et son agressivité vis-à-vis de l'organisme. Tout corps étranger va provoquer une réaction de ce dernier. Or, les cellules cancéreuses n'étant pas identifiées comme tissu étranger, elles échappent à la surveillance et à l'échange des signaux de reconnaissance que créent les différentes cellules au rôle immunitaire. Elles échappent également au processus de mort cellulaire programmée (apoptose). La tumeur ayant besoin d'apport sanguin, elle va créer *ex nihilo* des vaisseaux pour se nourrir (angiogenèse). Par ailleurs, ces cellules cancéreuses indépendantes ou groupées en amas tissulaires s'insinuent dans les tissus normaux des organes voisins et y vivent comme des parasites : les cellules saines collaborent donc à leur vie et à leur progression !

Dans la panoplie de la phytothérapie, nous trouvons des plantes qui agissent de manière toxique, donc destructrice des cellules cancéreuses. Elles peuvent aussi limiter le développement de vaisseaux sanguins qui permettent la prolifération et la diffusion des cellules cancéreuses. D'autres plantes encore ont des extraits qui facilitent la mort programmée des cellules. Ces propriétés sont le plus souvent démontrées en laboratoire et quelquefois sur le vivant. Si ces études et recherches ne suffisent cependant pas pour faire d'une plante une substance antitumorale utilisable en traitement oncologique, elles permettent néanmoins de repérer pour demain des molécules anticancéreuses : par exemple, la vinblastine extraite de la pervenche de Madagascar, les taxanes issues de l'if ou encore les lentinanes présentes dans le shiitake.

À retenir

La cellule tumorale apparaît par multiplication de cellules ayant une erreur de programmation génétique et est dotée de propriétés spécifiques : elle échappe au contrôle immunoprotecteur, elle se développe de façon illimitée et très rapide en tissu abscons (sans forme fixe) aux dépens des tissus normaux, elle tend à proliférer par irrigation sanguine, avec un pouvoir invasif hors de la tumeur mère.

L'empoisonnement de l'organisme par les xénobiotes

Les xénobiotes sont des substances étrangères à l'organisme mais qui arrivent à le pénétrer. Ils ne sont pas produits par l'organisme ni par l'alimentation. Présents en faible quantité autour de nous, ils sont issus de la pollution, souvent par dégradation : transformations de l'industrie du pneu, des carburants, des plastiques, du tabac, du DDT, des goudrons, des solvants industriels, etc. Ces substances sont chimiquement proches des molécules biologiques de notre organisme et ne sont pas éliminées par notre système immunitaire, ou entrent dans des fonctions grâce à une structure chimique proches des bioconstituants normaux de notre corps[3]. L'agriculture apporte ses propres pesticides et substances génétiquement modifiées. Certaines molécules proches des hormones se retrouvent dans la nature et agissent sur les récepteurs des hormones sexuelles (œstrogènes et androgènes) et entraînent des cancers. Elles peuvent produire des substances toxiques pour l'organisme ou des aberrations dans la transcription génétique en modifiant les séquences dans les gènes.

Toutes ces dérives aberrantes vont provoquer des cancers de la prostate, du sein, des ovaires, etc. Elles le font insidieusement, et il arrive qu'un cancer se manifeste 10 à 20 ans après l'exposition à ces substances.

Pendant un certain temps, ces substances s'accumulent dans l'organisme qui ne sait pas les distinguer de ses propres hormones. Elles apparaissent dans des chaînes d'actions biologiques, feignant d'être des molécules sécrétées par le corps. Acceptées par des récepteurs, elles s'accumulent et ne sont pas reconnues par le système de détoxification. Pour être éliminées et passer par le foie ou les reins, il faudrait qu'elles soient fixées par une substance qui les dirigerait vers ces zones d'élimination. Ne pouvant être naturellement liées à une telle substance de conjugaison, elles ne sont pas éliminées et vont dévier certains mécanismes biologiques de leur fonctionnement normal, notamment là où intervient une hormone, ouvrant la voie à des cellules modifiées, cancéreuses.

L'INFLUENCE DU PSYCHISME SUR L'IMMUNITÉ

Le système nerveux et le système immunitaire peuvent communiquer entre eux par des signaux venant des nerfs ou des signaux de la voie humorale et hormonale. Il y a une étroite relation entre le système immunitaire, l'axe endocrinien et la psyché. Le système immunitaire est localisé dans les ganglions, la lymphe, la moelle osseuse et la rate. Le système endocrinien est un axe constitué à la base par les glandes surrénales, en interaction avec une glande intermédiaire située dans le cerveau, l'hypophyse. Le tout est chapeauté par l'hypothalamus. Celui-ci intervient dans la régulation du système nerveux autonome et des fonctions endocrines. Il s'agit de l'axe surrénales-hypophyse-hypothalamus.

La psyché est un mécanisme nerveux en amont de l'hypothalamus : thalamus, sous-cortex et cortex. Ces structures contiennent les aires cérébrales qui permettent les sensations, les sentiments, la mémoire et l'imaginaire, le système de pensée logique, et les zones qui permettent l'activation de la pensée sous forme de gestes. Entre ces différentes structures, les relations se font par des fibres nerveuses mais aussi des médiateurs biochimiques (adrénaline, norépinephrine, dopamine, sérotonine, voire endorphines – les hormones des glandes endocriniennes – et cytokines déjà évoquées pour le système immunitaire). Ces éléments sont en relation perpétuelle, et l'on découvre, grâce à la recherche, les interactions qui expliquent la présence d'affection somatique (liée au corps) chez des sujets au psychisme altéré.

Le dialogue entre le somatique et la psyché

Lors d'une expérimentation avec 116 participants, il a été montré que les individus qui avaient une tendance à une déconnexion de la vie sociale (avec sensation de solitude, d'angoisse, besoin d'attachement, estime négative et sentiment de rejet) faisaient plus souvent des inflammations et avaient plus de médiateurs d'inflammation dans leurs tissus. Ce qui peut nous faire comprendre l'interdépendance entre isolement social, inflammation et santé[4].

Le comportement dépressif entraîne une activation des cellules immunologiques du cerveau par l'intervention des interférons qui appartiennent au système immunitaire. Nous savons aussi aujourd'hui qu'une infection virale, qui s'accompagne d'une libération de neuromédiateurs, peut provoquer une inflammation articulaire (arthrite). Le psoriasis, maladie de la peau très influencée par le psychisme, peut se compliquer d'une inflammation articulaire.

D'expérience, nous apprenons que l'organisme établit en permanence un dialogue entre soma et psyché à travers les substances mises en œuvre pour leur fonctionnement. Sans que nous nous en apercevions, le corps n'est jamais déconnecté de la psyché, et inversement. De plus, la défense de l'organisme se fait à tous les niveaux, qui s'informent mutuellement.

Nous savons aujourd'hui que l'activation du système immunitaire augmente l'activité de l'hypothalamus, qui influence les sentiments et l'expression des émotions. En même temps, l'attaque par un virus active l'hypophyse (glande de centralisation des hormones), ce qui va stimuler l'organe en périphérie sécrétant la cortisone : les glandes surrénales.

Stress mental et risque d'infection

Il a été établi une relation entre le stress mental et le risque d'infection. Le stress incontrôlé de la psyché engendre une réaction en chaîne entre les zones à la base du cerveau, l'hypothalamus et l'hypophyse. Le tout empruntant le mécanisme du stress, qui implique la production de substances comme l'adrénaline et la libération de cortisone. Cette dernière, qui est un stimulant de l'organisme, peut en réalité affaiblir l'immunité et ouvrir la voie à une infection.

Les psychoses liées à une baisse des fonctions immunologiques

On a constaté dans les phases de psychose (dérèglement psychique avec perte de contact avec la réalité) une augmentation des globules blancs et une baisse des cellules qui permettent de réduire le risque d'infection.

Lorsqu'une personne fait la relation entre son « bouton » d'herpès et son moral au plus bas, elle est dans le vrai. En effet, on observe que la dépression n'est pas seulement un phénomène psychique, mais également un phénomène qui intervient au niveau des systèmes énergétique et de défense.

Il semble – mais il manque encore des études dans ce domaine difficile à mesurer – que les états dépressifs facilitent la survenue de tumeur. Sans bien comprendre pourquoi, on constate par ailleurs que le virus de la mononucléose infectieuse est plus fréquent chez des personnes ayant des troubles psychiques profonds.

Les difficultés précoces, lorsque le fœtus est encore dans le ventre de sa mère ou dans les premiers stades de la vie, sont un risque autant pour la santé mentale que physique. Il est admis, aujourd'hui, qu'il y a une relation entre l'axe hypothalamus-hypophyse-surrénales et le système nerveux. Il en va de même entre le système nerveux central et le système immunitaire. Les difficultés rencontrées très tôt dans la vie provoquent des modifications du développement des nerfs au niveau des organes cérébraux. Ces zones sont mises en jeu dans la maladie dégénérative, qui engendre un déclin progressif des facultés cognitives et de la mémoire. Or, à ce moment-là, il y a un appauvrissement concomitant des défenses immunitaires[5].

L'INFLUENCE DES CONDITIONS CLIMATIQUES SUR L'IMMUNITÉ

L'importance de la lumière et de la température

La nuit est pour l'être vivant une absence de lumière. En passant de la vie sauvage à la vie qu'il mène actuellement, l'homme a dû modifier sa façon d'aborder le cycle jour/nuit. Le respect de la vie à la lumière, de même que le respect du repos la nuit, est fondamental pour son équilibre psychique mais aussi cardio-vasculaire et l'équilibre de ses mécanismes physiologiques et biologiques[6]. Son rythme jour/nuit est dépendant d'une hormone, la mélatonine, tandis que pour l'endormissement c'est la chaleur du corps qui permet l'entrée en sommeil. Afin que l'endormissement ait lieu, la température interne du corps doit être autour de 35 °C. Celle de l'enveloppe du corps pendant le sommeil est de 30-32 °C. Une modification du stock de mélatonine ou un excès de chaleur provoque une difficulté d'endormissement.

Le soleil chez l'être humain est un allié indispensable. Le métabolisme de nos cellules cutanées suit notre horloge interne. L'activité de nos gènes fluctue au fil du cycle éveil/sommeil. Il semble que l'ADN soit capable de se réparer à la lumière du jour. Nous ne sommes capables de synthétiser la vitamine D qu'au niveau de la peau et avec une luminosité conséquente. L'absence de soleil ou une peau foncée réduisent considérablement le taux de vitamine D dans le sang[7]. Le fait de s'exposer au soleil à un moment où nous devrions dormir réduit en revanche l'immunité, et, chez les souris, les protège moins contre certains cancers de la peau.

Nous savons aussi que la biologie est réglée selon le cycle circadien. Nous augmentons les sécrétions acides de notre estomac pendant la nuit. La synthèse du cholestérol se fait aussi la nuit. Chez les jeunes du nord de la Finlande (où les nuits sont très longues en hiver), il a été mis en évidence que le suicide est le plus souvent accompagné de prise d'alcool et que l'absence de lumière est un facteur de danger pour le psychisme[8]. Les hormones hypophysaires réglementent les variations saisonnières de la physiologie et du comportement. De longues nuits d'hiver ou un éclairage insuffisant diminuent le stock de mélatonine sécrétée la nuit. Le manque de compensation matinale de cette lumière peut être la cause principale de la dépression hivernale, voire à d'autres moments de l'année.

La désynchronisation interne par des changements de cycle jour/nuit peut provoquer des cycles de troubles maniaco-dépressifs rapides et une tendance à l'état maniaque[9].

Le rôle de la température

L'être humain, tel qu'il est aujourd'hui, est un animal très sensible au froid. Il a perdu une bonne partie de son pelage, et est donc très exposé aux intempéries, particulièrement au froid. L'homme est homéotherme et doit maintenir sa température centrale (cerveau, organes thoraciques et abdominaux) aux environs de 37 °C. Il est mal défendu quand l'air ambiant descend en dessous de 19 °C et dans l'eau à une température très voisine[10].

En thérapeutique, des chercheurs japonais ont montré les effets de certains végétaux qui permettent à l'homme de résister au froid ou de prévenir les effets du froid sur l'organisme[11]. Nous les verrons plus en détail en évoquant les plantes adaptogènes, c'est-à-dire celles qui aident l'organisme humain à s'adapter à des conditions extrêmes.

L'adaptation à la chaleur

Les périodes chaudes – nous avons pu le constater lors des épisodes récents de canicule estivale – sont également très délétères pour l'organisme. Pour l'être humain, lutter contre la chaleur demande le contraire de ce qui se produit en période de froid, c'est-à-dire une sudation avec perte d'eau et un abaissement de la température.

Pour s'opposer au chaud et souvent à l'exposition au soleil, il convient ne pas être trop vêtu, quoique le vêtement limite l'effet de la chaleur sur la peau et le risque de déshydratation. Il est également possible de boire pour rétablir un équilibre hydrique dans l'organisme qui a perdu de l'eau par la sudation. Ce phénomène signifie aussi un risque de déperdition de minéraux électrolytes (sodium, chlore, potassium, magnésium) présents dans le sang et qui vont se retrouver dans la sueur. C'est ce qui se passe chez les sportifs dont l'organisme nécessite non seulement un apport d'eau et de calories pendant un effort prolongé, mais également de minéraux, la perte de ces derniers entraînant des contractures musculaires (crampes).

Les changements de saison

Reliant la température, la luminosité, le chaud et le froid, les changements de saison mobilisent souvent notre organisme et donnent lieu à une fatigue incompréhensible. Les observations scientifiques permettent de mettre en lumière des troubles liés au magnétisme de la lune, ainsi qu'une accommodation de l'organisme par un changement de rythme dans la libération de l'hormone thyroïdienne et du cortisol[12,13].

ÉQUILIBRE PSYCHIQUE ET DÉFENSE DE L'ORGANISME

L'équilibre du psychisme est fondamental pour l'être humain. Comme nous l'avons vu, l'intégrité du psychisme dépend de l'immunité. Le moindre risque immunitaire et inflammatoire est relié à l'équilibre psychique.

Or, l'existence nous expose à des vicissitudes qui jouent sur note intégrité psychique, sur l'équilibre du Moi. Disciple de Sigmund Freud, Wilhelm Reich[14] a pu mettre en lumière que notre psychisme est en relation avec la façon dont nous traversons la vie, notamment la prime jeunesse. Il constate que si notre psyché réagit à une condition de vie ou est exposée à un moment difficile, elle le fait en mobilisant toute notre énergie, en particulier notre seconde « peau » qu'est le système musculaire.

Reich a travaillé sur les contractions involontaires du corps (le plus souvent inaperçues), l'émotionnel, la cuirasse musculaire, la cuirasse caractérielle, l'analyse caractérielle. Il a permis de comprendre comment se sont développées chez un individu ses idéologies liées à l'ordre, la répétition, la fidélité, alors qu'elles peuvent aller à l'encontre des réactions biologiques fondamentales. La thérapie qui en découle est la végétothérapie, base de la bioénergie. Dans cette analyse, on découvre l'impact qu'ont eu les difficultés que nous avons rencontrées dans notre vie et leurs mémoires enfouies dans notre structure musculaire.

On s'aperçoit à l'étude de ces réactions émotionnelles que tel ou tel événement a laissé des traces dans notre construction de base entre émotionnel et réactivité neuro- (musculo-) végétative.

Notre charpente musculaire et squelettique est un moyen de défense pour les individus que nous sommes. Il est donc très important de comprendre comment se construit l'homme en même temps que se met en place son système défensif : chaque stade de développement lui apporte un bénéfice mais le met face à la difficulté de choisir la façon dont il doit agir. Nous vivons, sans nous en rendre compte, dans un état entre « maîtrise » et « laisser-aller » (aussi appelé « jouissance »). Ainsi, roter est naturel, et j'en ai envie… mais la situation dans laquelle je suis me l'interdit ou me le permet.

Les stades de développement de l'être humain

Chaque stade de développement contient ce qui nous défend ou, inversement, ce qui va nous nuire…

Le stade de la bulle primitive, de la naissance à 9 mois. Il se fait dans la chaleur du sein avec une sécurité de base. C'est le stade de la formation de la tête et des muscles de la face. Pour l'enfant, c'est le stade qui signe son droit d'exister et de continuer à exister.

Le stade de la matrice fusionnelle, jusque vers 3 ans. Il s'accompagne de la chaleur de la mère (ou ce qui fait office de mère) avec un droit au cocooning.

C'est le stade où se forme la musculation du cou et de la tête. L'angoisse d'être abandonné pousse à l'attachement.

Le stade de la socialisation, entre 3 et 15 ans. L'individu entre en contact avec les autres, en particulier ceux de son âge : il faut qu'il s'affirme tout en faisant partie du groupe des copains. Interviennent à ce stade la voix, le souffle et la musculation thoracique.

Au stade de la socialité, l'individu va agir seul, entouré plus ou moins agréablement de collègues. De manière bénéfique, il gagne en indépendance et en musculation des membres.

Arrive le stade où l'on quitte les copains pour avoir une vie affective. C'est l'âge du droit d'aimer et d'être aimé avec ses vicissitudes : aimer, subir ou dominer.

Puis vers 45 ans, **l'individu considère sa place dans le monde**. Il passe à la phase de création avec une plus grande défense de ce qui lui importe psychiquement et ce par quoi il a peut-être toujours été obnubilé. C'est le moment de la conscience de soi, avec le constat de la réussite ou de l'échec.

Enfin, quand l'homme l'atteint, c'est le détachement lent et progressif du monde. Si ce stade est bien vécu, l'être humain traverse la vie avec une certaine fluidité ; s'il est mal vécu, c'est le risque d'un vieillissement précoce.

Chacun de ces stades participe à la construction du Moi et à l'augmentation de la défense de celui-ci. Nous verrons par la suite qu'il y a une psychothérapie qui a vocation à conforter l'immunité psychique en même temps que celle du corps.

Les relations entre psyché et immunité

Il n'existe pas de démonstration « scientifique » (au sens de reproductibilité expérimentale) entre la défense de l'organisme et de la psyché, de la psyché et de l'immunité. Cependant, il y a des éléments de recherche qui permettent de jeter un pont entre l'immunité et le psychisme.

Les effets de la thérapie psychocorporelle sur le développement du cancer

Au cours de la dernière décennie, il y a eu des progrès révolutionnaires dans notre compréhension des multiples voies biologiques par lesquels les facteurs psychosociaux et comportementaux peuvent affecter la progression du cancer. Il est maintenant clair que les facteurs biocomportementaux affectent non seulement l'immunité cellulaire, mais modulent à la fois directement et indirectement les processus fondamentaux de la croissance du cancer, y compris l'inflammation, l'angiogenèse (prolifération des vaisseaux), l'invasion et les métastases. Il y a aussi une nouvelle compréhension de la façon dont les facteurs psychologiques et comportementaux utilisés dans un traitement peuvent avoir un impact sur ces processus physiologiques, en particulier en cancérologie[15].

Cinq traitements somatopsychiques issus de la médecine traditionnelle chinoise – l'acupuncture, le massage chinois, la musicothérapie, l'intervention musicale et le qi gong – réduisent les déficiences fonctionnelles chez les patients cancéreux. Ils conduisent à un soulagement de la douleur, de la dépression, à une réduction du temps de flatulences en post-opératoire et du sommeil.

Troubles du psychisme et maladies infectieuses

Une équipe du Department of Biobehavioral Health de Pennsylvanie a montré que les déficiences induites par le stress sur l'immunité des muqueuses peuvent augmenter la susceptibilité de maladies infectieuses[16].

Le stress, la solitude et la dépression sont associés à la dégradation de l'immunoglobuline IgA1[17]. Son taux de destruction élevé est en rapport avec les symptômes de solitude et de dépression. Il faut comprendre que la dépression correspond à un épuisement. Lors d'un stress psychique, on constate qu'il y a une diminution des éléments de l'immunité du tube digestif, dont le reflet est le taux d'IgA.

Le vieillissement s'accompagne d'une diminution de l'immunité innée et adaptative, appelée « immunosénescence », avec des variations liées à l'état de santé de chaque individu.

On a constaté parmi les membres du personnel soignant exerçant dans un centre de soins pour enfants atteints de déficience intellectuelle que ceux qui ont eux-mêmes un trouble psychique sont plus facilement malades et souffrent d'une faiblesse de phagocytose (absorption d'un germe par un macrophage) de leurs globules blancs. Cela les expose davantage au risque d'infection. Une expérimentation montre aussi qu'un manque de sommeil d'origine psychique entraîne plus facilement un refroidissement d'origine virale[18].

Un travail psychothérapeutique sur soi permettant de renforcer le psychisme est capable de limiter les risques infectieux. Ce travail conduit à un réinvestissement de l'énergie d'une personne au niveau corporel grâce à un travail mental (voir chapitre 3).

LE STRESS OU L'ORGANISME AU BOUT DE SES RESSOURCES

Qu'est-ce que le stress ?

Avant tout, il faut s'entendre sur la définition donnée au mot *stress*.

- Le stress est **l'état physiologique** dans lequel se trouve un individu quand il doit augmenter l'une de ses fonctions physiques ou psychiques. Celui que décrivent le physiologiste ou le physiopathologiste est la condition dans laquelle l'animal de laboratoire doit tout mettre en œuvre au niveau corporel pour ne pas succomber à la situation stressante à laquelle il est soumis.
- Le stress est aussi le terme donné à **l'agent stressant** : cela peut être l'effort physique, l'effort mental ou les conditions psychiques auxquels sont soumis le mental, l'agent infectieux, l'excès ou le manque d'alimentation, les excès ou déficiences du système hormonal.

La notion de stress a été observée en premier par les chirurgiens[19] qui redoutaient les troubles du retour à l'équilibre biologique de l'organisme après une intervention chirurgicale. En 1937, Welch écrivait dans son livre *Adaptation in Pathological Processes* : « La nature n'est ni gentille ni cruelle mais simplement obéissante à la loi, et, par conséquent, cohérente. »

Dès 1939, Hans Selye (1907-1982) donne une définition du stress et du syndrome général d'adaptation : l'organisme tente de se modifier suivant les conditions de l'existence pour en améliorer le fonctionnement, tout en dépensant le minimum d'énergie. Cela lui permet de supporter les conséquences physiopathologiques qui en résultent, du moins jusqu'à un certain point. Cela dépendra essentiellement de notre hérédité, de notre adaptabilité et du degré de récurrence des événements stressants[20].

La notion d'« adaptation au stress » et les besoins de survie pendant la Seconde Guerre mondiale puis dans la vie des spationautes[21,22] ont conduit à la découverte des substances adaptogènes, qui sont toutes d'origine végétale. Les adaptogènes sont des substances, non nocives pour les individus lors de leur usage, qui, prises avant, pendant ou après un effort ou une agression, permettent de manière non spécifique d'augmenter la résistance de l'organisme. Leur mode d'action met en jeu l'équilibre des fonctions biologiques et passe par l'axe qui va des surrénales au sous-cortex en passant par l'hypophyse et l'hypothalamus.

Les 5 grands types de stress

Le stress physique

- Effort physique intense ou prolongé, répétitif, avec ou sans phase de repos
- Exposition au froid, exposition au chaud, changement de saison trop rapide, exposition aux rayons UVA-UVB
- Exposition à la faim, à la soif
- Effort avec une atmosphère raréfiée en oxygène (montagnards, spationautes)
- Manque de sommeil et travail en alternance (nuit/jour) avec difficulté d'adaptation du rythme circadien
- Convalescence après intervention chirurgicale
- Accident et choc(s)
- Chimiothérapie, radiothérapie

Le stress psychique

- Effort intellectuel intense, effort mental intense
- Crainte/angoisse prolongée, répétitive
- Changement du vécu familial ou professionnel, retraite
- Impuissance, manque d'appétit sexuel, harcèlement
- Limitation des capacités mentales (âge, mauvaise vue, trouble de l'audition, bruitage)
- Apprentissage chez le jeune, mais aussi et surtout après un temps d'inactivité

Le stress immunologique

- Infection à virus (très asthéniant), infection à bactérie, infection à parasite intense ou chronique (en particulier cytomégalovirus, toxoplasmose, hépatite B et C)
- Abaissement des globules rouges et globules blancs, insuffisance en fer
- Cancers
- Douleurs rhumatismales chroniques, sciatalgie intense

Le stress métabolique

- Excès ou manque de nourriture, obésité, amaigrissement avec faiblesse
- Diabète I et II
- Dénutrition, anorexie
- Hypertension et artériosclérose, artérite stade II-III
- Stress oxydatif : surcharge d'éléments induisant l'oxydation au niveau de l'organisme (tabac, alcool, autres toxiques, pollution atmosphérique, excès de médicaments synthétiques, chimiothérapie)

Le stress endocrinien

- Grossesse
- Diabète I et II
- Désordres gynécologiques : endométriose, ménopause[23]
- Andropause

- Insuffisance hormonale : troubles thyroïdiens dont insuffisance thyroïdienne, insuffisance surrénalienne

L'état de l'organisme en fonction de l'intensité du stress

Le stress n'est pas en lui-même nocif. C'est un système d'alarme qui permet d'augmenter la fonction mise en jeu : augmentation de l'effort physique, augmentation de l'attention, aide à l'élimination des excès alimentaires, etc.

Soumis à un stress, l'individu essaie dans un premier temps de s'adapter à la nouvelle condition. La réduction du stress et le repos permettent d'y échapper. Mais si la condition stressante persiste, l'individu atteint plus ou moins vite un état d'épuisement avec comme principaux signes la fatigue, une fièvre de fatigue, un comportement psychosocial extrême, un accident, une instabilité émotionnelle, un état revendicateur, une hypersomnie ou une insomnie. L'exagération du stress physique peut même aller jusqu'à la rupture de tendon ou la fracture de fatigue (voir le schéma p. 71).

Enfin, si aucune amélioration des conditions de vie n'a été apportée, ou en l'absence de soutien par une médication ou un sommeil réparateur, la personne atteint la phase de décompensation, avec altération des caractères anatomiques (lésion) d'un organe : ulcère duodénal, troubles de la mémoire, angoisses avec insomnie, dépression (et surtout burn-out) et « pathologies en choc » (par décompensation du désir et du plaisir), tachycardie puis atteinte cardiaque avec risque d'arythmie, contractures musculaires et fracture de fatigue, voire états précancéreux et cancéreux[24]. Dans le schéma ci-dessous, nous montrons comment se passe l'évolution du stress. Le burn-out est un état d'épuisement majeur d'origine professionnelle, différent de la dépression, se caractérisant par une lassitude extrême et une réactivité importante, sans notion de dépréciation de soi ou de suicide.

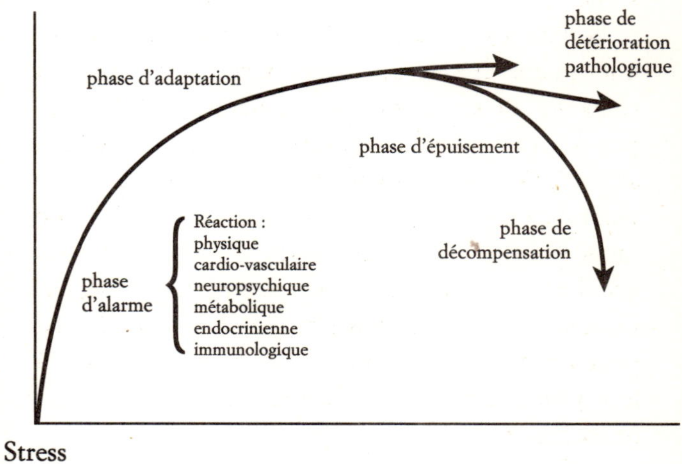

L'effet du stress sur un organisme, avec les phases de réaction, d'adaptation, d'épuisement, de décompensation entraînant finalement une détérioration organique

CHAPITRE II

Les moyens pour renforcer ses défenses immunitaires

LES STIMULATIONS DE LA MÉDECINE CLASSIQUE

Il faut remonter le temps pour comprendre comment l'humanité puis les chercheurs sont arrivés à la découverte de l'immunité, et la possibilité de renforcer les défenses immunitaires par l'immunostimulation.

De la variolisation au vaccin

On suppose que la pratique de l'inoculation d'un germe était déjà connue en Afrique depuis plusieurs siècles avant même que la technique de la variolisation ne fût pratiquée en Chine. Cotton Mather aurait vu cette pratique chez son esclave noir, Onésime[25]. La variolisation consiste à inoculer une forme qu'on espérait peu virulente de la variole en mettant en contact la personne à immuniser avec le contenu de la substance que suppurent les vésicules d'un malade.

Cette technique était risquée et comportait jusqu'à 2 % de mortalité. Quoique dangereuse, elle allait ouvrir cependant la voie à la vaccination.

Le principe de la vaccination

De quoi s'agit-il en réalité ? On introduit un corps étranger dans l'organisme qui va réagir grâce aux mécanismes immunitaires (voir chapitre 1) : il s'agit soit de la protection cellulaire directe, soit de la production d'anticorps par nos lymphocytes portant la « mémoire » immunitaire. Plusieurs techniques de vaccination sont utilisées de nos jours, mais au départ il s'agit d'une technique « bio ». Elle était risquée car les processus étaient mal connus et difficilement maîtrisés. De nos jours, si elle a mauvaise presse, il faut s'inquiéter non pas de la vaccination elle-même mais bien plutôt de certaines maladies contagieuses qui rôdent encore et dont le brassage des populations favorise la survie. Aujourd'hui, il y a à la fois pénurie en vaccins et une multitude de vaccins que l'on pourrait qualifier de dangereux car ils comportent la présence d'aluminium qui est neurotoxique. La pénurie porte sur les vaccins de la diphtérie, de la poliomyélite et du tétanos. Combien de nos ancêtres ont vécu sans vaccins et n'ont pas, pour autant, développé les maladies… Néanmoins, être atteint par l'une de ces maladies est un risque bien supérieur aux effets secondaires de la vaccination.

Primum non nocere (« En premier, ne pas nuire »), telle est la devise des médecins. Mais le grand William

Harvey, autour de 1770, répétait aux étudiants en médecine : « Ne croyez pas, essayez. » Sans l'audace de ceux qui furent à la fois médecins et expérimentateurs, certaines maladies infectieuses, comme le tétanos, la diphtérie et la tuberculose, feraient encore des ravages.

De la vaccination à la stimulation immunitaire par le végétal

La vaccination est un mode de traitement préventif tout à fait valable pour les maladies infectieuses contagieuses, mais elle ne s'applique pas à la majorité des infections courantes. Les observations d'antan avaient montré que l'organisme d'un individu réagissait par divers symptômes à une infection, la fièvre étant le plus courant. C'est un phénomène physiologique qui est principalement la conséquence d'une infection ou d'une inflammation. Le corps étranger est attaqué par les macrophages et la lutte contre ces éléments engendre la libération de substances qui, elles, provoquent une augmentation de la température.

Dès l'Antiquité, nos pères avaient développé une stimulation de la réaction de défense par des substances ou des processus provoquant une « irritation », voire une fièvre : les protéines du lait, des remèdes du monde végétal, puis le sulfate de zinc ou le nitrate d'argent, par exemple.

Immunisation directe et indirecte

Depuis des temps fort reculés, on a découvert qu'en créant un foyer infectieux à un endroit, au niveau de la peau, on force le corps à réagir. Cette réaction se dirige alors contre le foyer provoqué, mais aussi vers une infection chronique contre laquelle le corps réagit peu. C'est le principe du traitement « par une substance irritante ».

Avant l'ère des antibiotiques, on procédait facilement à l'injection d'huile de térébenthine dans le derme pour créer un abcès stérile afin de combattre des infections graves. Le système immunitaire secrète des substances qui s'opposent naturellement à ce corps étranger. Ce faisant, il renforce l'immunité tous azimuts, laquelle va englober toute anomalie immunitaire. S'il y a présence d'une intrusion microbienne, il l'attaquera. Ce type de traitement peut être efficace mais aussi ne pas être suffisant. Tout microbe a une virulence propre : lente comme la tuberculose ou foudroyante comme le virus Ebola, et l'immunologie d'un organisme a le temps ou non de se mobiliser.

La technique du « granulome stérile » consistait, elle, à introduire dans l'organisme une particule qui suscitait une réaction sous la forme d'une condensation de tissu appelée « granulome ». Corps quasi étranger, celui-ci intervient comme un traitement « par une substance irritante[26,27] ». L'organisme va alors développer une réaction immunitaire contre lui qui sera bénéfique à l'organisme entier et supprimera une autre infection déjà présente. C'est, nous le verrons, l'une des clés de l'effet immunostimulant de certaines plantes.

De l'antibiothérapie à l'immunothérapie par les plantes

L'antibiothérapie stoppe le développement et la prolifération des germes ou détruit les germes pathogènes, dont l'élimination est à la charge de l'organisme. Certains antibiotiques comme le chloramphénicol ou la tétracycline (mais aussi les corticoïdes) provoquent une diminution de la défense immunitaire de l'individu auquel ils sont prodigués. Par ailleurs, les antibiotiques connus vers 1970 avaient une efficacité modeste. Ce contexte a donné l'idée à des chercheurs d'une thérapie complémentaire pour rehausser la défense immunitaire.

Certaines plantes possèdent justement cette propriété. Des recherches ont permis de reconnaître un certain nombre de substances végétales dont les effets dans le domaine de l'immunologie peuvent compléter certains traitements antibiotiques insuffisants contre les infections. Cette découverte a permis de mettre en place un examen pharmacologique du matériel végétal. La phytothérapie intervient par certains de ses constituants sur différents pôles de la défense immunitaire de l'organisme. Cette intervention est souvent interprétée comme une immunostimulation. En réalité, les effets peuvent être infimes, et une modification du système immunitaire en entraîne une autre. C'est pourquoi on lui préfère souvent le terme d'*immunomodulation*. Cette immunomodulation qui ne date que des années 1977-1979 a conduit à la découverte de la para-immunité, c'est-à-dire une immunité supplémentaire et complémentaire à l'immunité naturelle de l'organisme tout en utilisant ses éléments et ses mécanismes.

Les prémices de la para-immunité par les plantes

C'est vers 1979-1981 que l'on a découvert le concept de la « para-immunité » à partir du matériel végétal. La question était de savoir comment des plantes comme le gaïac et la salsepareille avaient pu, même provisoirement, améliorer la syphilis.

Le bois de gaïac, un puissant antisyphilitique

Le bois de gaïac (*Guaiacum officinale*), originaire d'Amérique du Sud, fut importé en Europe par les Espagnols en 1508. Cette herbe contre la fièvre a rapidement été employée contre la syphilis, tandis que sa résine l'était comme stimulant et contre le manque d'appétit. Ulrich von Hutten (1488-1523) consacra un court traité relatant son expérience de malade de la syphilis et le répit apporté par l'usage du bois de gaïac en 1518.

Mais si le gaïac améliorait l'état du syphilitique, la maladie n'en continuait pas moins son cours. Or, le bois de gaïac, qui contient une résine, eut un effet non pas en agissant directement sur le microbe de la syphilis, mais en modifiant la défense de l'organisme contre l'infection.

La salsepareille

Une autre plante eut son heure de gloire : la salsepareille américaine (*Smilax sarsaparilla*), qui pousse en Jamaïque. Dès 1569, un auteur persan, Imad al-Din Mahmud ibn Mas'ud Shirazi, la cite et décrit son utilisation[28]. Parmi de multiples salsepareilles, la plus connue dans le traitement de la syphilis est celle du Mexique. Cette salsepareille avait les mêmes propriétés que le bois de gaïac : elle comporte des substances astringentes, amères et irritantes pour le tube digestif. Irritation qui stimule la défense immunitaire !

Cette plante contient des saponines stéroïdiennes qui agissent par irritation du tube digestif et donc stimulent la fonction de défense immunitaire. Cette défense est aspécifique, c'est-à-dire qu'elle s'exerce contre n'importe quel microbe.

Contrairement à la vaccination, une immunothérapie aspécifique permet de stimuler la défense immunitaire de l'organisme en entier. Les différents acteurs (macrophages, lymphocytes, etc.) de l'immunité sont mis en situation de défendre l'organisme contre n'importe quel corps étranger infectieux. À partir de là, on a découvert qu'un certain nombre de plantes contenaient d'autres substances plus efficaces encore en immunothérapie.

LES CONDITIONS PRÉALABLES À L'UTILISATION D'UN IMMUNOSTIMULANT

La médecine est un art – et non une science – qui consiste à faire un diagnostic puis à prodiguer au patient le meilleur traitement. Le médecin n'est pas tenu au résultat, mais il doit tout engager pour que le patient ait les meilleures chances de surmonter sa maladie. La raison de cet adage est qu'en médecine il y a beaucoup d'aléas. La maladie n'est pas un problème mathématique qui se résout en appliquant des règles de traitement bien précises, quoique de nos jours il y ait des consensus sur des protocoles que normalement tout médecin devrait suivre. Reste que les aléas sont nombreux : Qui peut savoir à l'avance comment va évoluer une maladie chez un patient donné ? Les conditions de vie, le patient lui-même, son bagage génétique, ses maladies déjà présentes (comorbidité) sont les premiers éléments qui modifient le déroulement d'une maladie et de son traitement. Dans la plupart des maladies simples, le médecin prescrit un médicament et connaît à peu près comment il va agir. Les exceptions à la règle sont malheureusement très courantes. À cet égard, la survenue de maladies infectieuses est très variable dans l'espace, dans le temps, selon le climat et en fonction du germe ou des personnes.

L'exemple de la grippe

La grippe est une condition pathologique qui se développe lorsqu'un individu est frappé par le « virus grippal » qui, en réalité, correspond à trois virus à ADN appelés *Myxovirus influenzae* A, B et C. Ceux de type A sont les plus fréquents et les plus virulents. Celui de type C semble lié à des cas sporadiques peu intenses. Les A et B donnent des épidémies, mais seul le virus A provoque des pandémies. Pour l'Europe, l'émergence d'une nouvelle souche se fait à partir des souches présentes l'année d'avant dans l'hémisphère Sud, la contamination s'effectuant d'est en ouest, avec un parcours plus ou moins bien déterminé : il s'est en effet modifié en raison des moyens de communication rapides (l'avion en particulier).

Pour la France, le virus venait le plus souvent d'Europe de l'Est et d'Europe centrale. Aujourd'hui, la propagation se fait souvent par les aéroports importants : Francfort, Amsterdam, Londres-Heathrow. Actuellement, l'espace grippal s'étend de l'Est vers la France, mais également de la Belgique vers la France. On s'aperçoit qu'en Europe centrale, la grippe survient souvent le dernier tiers de l'hiver. En France, on assiste à un glissement de la période grippale, autrefois en fin d'année, vers des survenues à la fin de l'hiver.

Les conditions climatiques freinent ou facilitent la transmission de la grippe. Souvent, avant une réelle épidémie, on observe la survenue de rhinites sans présence de virus. Le climat froid et sec limite la propagation, et le redoux facilite la dispersion. En général, il s'agit d'une pathologie d'adultes, les enfants en bas âge en sont protégés ou ne font qu'une fièvre sans autre manifestation. Si elle est pénible pour les adultes, elle peut être mortelle pour les personnes de plus de 65 ans. Dans un espace réduit, le virus grippal se propage par l'air respiré et l'haleine et les toux du grippé. La contagion par les mains est également très fréquente. Aussi convient-il, avant d'entrer dans un lieu communautaire, de se laver les mains. Le personnel médical, par exemple, le fait avant et après l'accueil d'un malade.

La défense de l'organisme face au germe dépend donc de la nature de celui-ci, de son évolution propre, de sa prolifération et de sa dispersion dans l'espace et le temps. L'homme y oppose son système immunitaire. À certains moments, cette résistance limite, voire inhibe, l'infection. Cependant, lorsque la survenue d'une épidémie ou simplement des pathologies liées à l'hiver est trop brutale, trop importante et atteint une catégorie d'individus spécifique, on comprendra que l'immunité individuelle puisse être facilement dépassée. C'est pourquoi l'être humain a cherché à se protéger par une immunostimulation spécifique comme les vaccins. Quand le risque vaccinal est trop important, s'il n'y a pas de vaccin, ou si la vaccination est contre-indiquée, on peut faire intervenir des immunostimulants qui relèvent, nous l'avons vu, du monde végétal, avec une grande disparité entre des plantes reconnues immunostimulantes.

LE CONTEXTE D'UTILISATION D'UN IMMUNOSTIMULANT

Les patients s'étonnent de contracter la maladie qu'un vaccin en prévention devait éviter. Les vaccins ne sont en effet pas toujours efficients, et la prescription d'un remède immunostimulant peut s'avérer insuffisante. Les vaccinations, antigrippales par exemple, ne couvrent les personnes vaccinées qu'à 80 %, et les germes responsables de la grippe peuvent muter entre l'élaboration du vaccin, la vaccination et l'arrivée du produit en pharmacie.

Le vaccin homéopathique, qui utilise le même vaccin mais très dilué (9CH, ce qui signifie $1/100^9$), reste très aléatoire. Quant à l'immunostimulation, elle dépend de la qualité de la plante prise, de l'ininterruption du traitement (une prise quotidienne est recommandée) et de l'état immunitaire du patient lui-même.

Les plantes immunoactives peuvent agir dans un contexte difficile. Les immunostimulants ne peuvent être efficaces que s'ils peuvent stimuler ce que chacun de nous a comme défense immunologique de base. Les immunostimulants permettent souvent d'améliorer le passage chez les globules blancs d'un état neutre à une forme active. Mais il serait illusoire de vouloir stimuler des globules blancs comme les lymphocytes ou les macrophages s'ils sont absents ou en faible nombre. Pendant un temps, un fort intérêt s'est porté sur une maladie qui détruit le bagage immunologique (le sida : syndrome d'immunodéficience acquise). Dans ce type de maladie, les immunostimulants ne sont pas nocifs mais restent relativement impuissants.

La barrière cutanée est un excellent obstacle pour les bactéries, mais elle est vite dépassée en cas de plaie. Si elle est simple, elle peut guérir spontanément. Lorsqu'on dit « spontanément », c'est que l'organisme a le potentiel suffisant pour s'opposer aux quelques germes présents et pour cicatriser, c'est-à-dire combler le vide entre les deux berges de la plaie. Si la plaie est anfractueuse (ses contours et limites ne sont pas rectilignes mais faits de chair avec brides et crevasses) ou s'il y a eu introduction de germes, ces derniers se développent rapidement sur des tissus lésés en macération. Il est difficile d'agir sur une infection cutanée ou une plaie qui s'infecte par simple immunostimulation : cette dernière interviendra pour faciliter la guérison ou pour éviter une récidive. L'histoire de la femme Lakota appliquant sur une plaie une racine d'échinacée préalablement mâchée est à cet égard riche d'enseignement (voir p. 96).

LES PLANTES IMMUNOSTIMULANTES : LE SEUL RECOURS

Parmi les armes thérapeutiques conventionnelles, il n'y a que peu de traitements qui permettent de stimuler au sens large et aspécifique les ressources immunitaires de l'organisme. Ceux qui existent sont orientés vers les cancers. Les spécialistes hospitaliers utilisent encore, pour traiter un certain nombre de maladies proches de l'immunologie, les interférons. Dans les pathologies arthritiques (spondylarthrite ankylosante, arthrites de diverses localisations, arthrite du psoriasis, etc.), on utilise actuellement les anti-TNF-α qui interviennent dans l'inflammation mais aussi dans l'immunité (biothérapie : thérapies à base de cellulaires ou thérapies substitutives issues de l'organisme, thérapies tissulaires, différents types d'immunothérapies). Récemment, les médias ont relaté les possibilités de la phagothérapie. En réalité, il s'agit d'utiliser les phages (organismes tueurs), des virus s'attaquant naturellement aux bactéries, dans certains cas d'antibiorésistance. Ce traitement qui date des années 1920 avait été abandonné, hormis dans certains pays d'Europe de l'Est, notamment en Géorgie. Cette thérapie par les phages est intéressante dans des infections de l'os très résistantes. En France, la phagothérapie n'est pas interdite, sans être autorisée pour autant ! Si la méthode recourt au « naturel », elle n'est cependant pas sans danger puisqu'elle utilise des microbes vivants qui s'attaquent aux bactéries. Quoique séduisante si elle est bien manipulée, ce n'est cependant pas une immunothérapie.

La plante reste actuellement le seul moyen pour stimuler notre immunité. Mais elle n'est pas brevetable, ce qui explique un certain désintérêt pour elle de la part de l'industrie pharmaceutique. Un autre désavantage tient au fait qu'il faut, le plus souvent, prendre la plante et ses extraits tels qu'ils sont pour avoir un effet thérapeutique. L'adage selon lequel la somme des effets des principes actifs est inférieure à l'effet de la plante entière est bien connu, et est un frein à la recherche. La solution serait de réduire le totum de la plante à la plus petite partie restant active de manière immunologique.

Qu'est-ce que le totum ?

On appelle « totum » la partie complète de la plante médicinale utilisée, avec tout son matériel biochimique et enzymatique. On sait que supprimer un constituant (ou un principe actif) dans ce totum peut annuler l'effet biologique de la plante. Il existe une règle générale qui veut que « le total des effets des principes actifs d'une plante soit inférieur à l'effet de la plante entière ».

L'IMMUNOTHÉRAPIE VÉGÉTALE

Cependant, la défense de l'organisme contre les affections infectieuses est possible et permet la prévention d'une infection ou d'une récidive. En cas d'infection, la plante immunostimulante est intéressante aussi car, tandis qu'un remède anti-infectieux (antibiotique ou aromathérapie) détruit ou arrête le développement d'un microbe, elle permet aux éléments immunitaires de l'organisme de combattre ce dernier.

Dans quels domaines augmenter la défense de l'organisme contre l'infectieux ?

Par expérience professionnelle, le phytothérapeute sait que ce sera dans l'infection pulmonaire et ORL, l'infection de la vessie et de l'arbre urinaire, l'infection vaginale, l'infection en dermatologie, et surtout quand l'infection est traînante, chronique ou récidivante, que l'immunothérapie par les plantes est la plus efficace.

Domaine d'activité	**Maladie où peut intervenir l'immunostimulation**
Aire pulmonaire	Trachéite, bronchite virale ou bactérienne
Oto-rhino-laryngologie	Rhino-pharyngite, rhinite chronique, sinusite, laryngite
Arbre urinaire	Cystite, arbre urinaire, prostatite, urétrite
Sphère digestive	Entérite, gastrite
Zone gynécologique	Vaginite, vulvite
Dermatologie	Acné, herpès, furonculose, mycose

LES PRINCIPALES PLANTES AIDANT À RENFORCER L'IMMUNITÉ

En dehors des lysats bactériens, qui sont des produits résultant de la désintégration – ou lyse – d'une bactérie, il n'existe pas de médication conventionnelle ou synthétique pouvant jouer le rôle de stimulant de la défense de l'organisme. Devant une certaine inefficacité, ces lysats bactériens ont été supprimés. Restent la vaccination et les immunosuppresseurs (ciclosporine, murel) ou certains anti-inflammatoires comme les anti-TNF-α, les immunosupresseurs naturels (interférons), etc.

Actuellement, le dossier « plantes médicinales immunostimulantes ou immunomodulatrices » a été élaboré d'après des renseignements issus à la fois de la recherche en laboratoire et de la recherche clinique.

Toutes les plantes ou parties de plantes de l'immunostimulation sont présentées dans les pages qui suivent. Elles agissent grâce à des molécules actives que l'on appelle « principes actifs ». Dans le cadre de la défense immunitaire, il s'agit surtout des condensés de sucres (polysaccharides), des mélanges entre eux et des protéines, ou encore des saponines, de la vitamine C, etc. Ces substances développent souvent dans une même plante une synergie à la fois immunostimulante ou même adaptogène (voir chapitre 3).

L'immunostimulation par les polysaccharides des plantes

Les mono- ou polysaccharides sont des sucres complexes de grand poids moléculaire que fabriquent les plantes. Ils sont de deux sortes : d'une part, les polysaccharides qui permettent de lutter contre le diabète ; d'autre part, les polysaccharides plus spécifiques qui stimulent les éléments de l'immunité. Ces substances se trouvent surtout dans les parties souterraines des plantes : la racine et le rhizome. Ces sucres complexes existent aussi sous forme de pectines et d'alginates (les solidifiants des puddings et d'autres aliments) et de gommes.

Bon à savoir

Ce n'est pas parce qu'une plante a une forte teneur en polysaccharides qu'elle est systématiquement immunostimulante. Par exemple, la guimauve, le psyllium, le lin, la consoude, le tilleul, le bouillon-blanc, la mauve sont riches en polysaccharides mais aucun ne leur confèrent un pouvoir immunostimulant.

Les polysaccharides sont des combinaisons de sucres (aussi appelées « oses ») dont les plus connus sont le glucose, le galactose, le lactose et le fructose. En s'assemblant, ils constituent des saccharides, qui eux-mêmes en s'agglutinant forment des polysaccharides. Les polysaccharides à effet immunitaire sont composés à partir d'autres amas d'oses élémentaires qui se forment dans la nature. Ce sont le xylose, le galactose, le mannose, l'arabinose, l'arabinogalactose, etc., qui se combinent pour donner des structures complexes volumineuses.

Les plantes à polysaccharides à réel effet immunitaire

Parmi les végétaux, tous ne contiennent pas les polysaccharides spécifiques qui, après ingestion orale par l'homme, ont le pouvoir d'intervenir positivement dans la défense immunitaire de l'organisme.

> **Bon à savoir**
>
> Dans le groupe de plantes immunostimulantes à polysaccharides, on trouve des structures à la limite du monde végétal : levures, lichens, champignons (shiitake, reishi).

Parmi les plantes supérieures, celles qui contiennent des polysaccharides ayant un véritable effet immunitaire qui a été étudié sont relativement peu nombreuses :

- les échinacées,
- l'herbe à la fièvre,
- l'eupatoire chanvrine,
- l'indigotier sauvage,
- le ginseng,
- l'éleuthérocoque,
- le plantain,
- le riz,
- le carthame,
- l'astragale,
- l'avoine,
- le bambou,
- le calendula,

- la matricaire,
- les algues, levures, lichens, champignons, etc.[29].

D'autres plantes contenant de tels polysaccharides sont régulièrement découvertes. Elles sont peu connues car la médecine classique ne les utilise pas ou en utilise d'autres parties.

Ainsi, les parties aériennes du plantain interviennent dans le traitement de la toux et de la bronchite, mais c'est sa racine qui contient des polysaccharides ayant un potentiel immunologique. Or, la racine ne fait pas partie de la médecine allopathique classique et n'est pas spécifiquement employée comme telle.

Les effets immunitaires des polysaccharides

Rappelons les grands traits de la défense immunitaire et donc ce sur quoi les plantes immunostimulantes peuvent agir. La majorité des polysaccharides ont une action sur les quatre grands pôles de l'immunité.

- Ils permettent une transformation plus rapide des simples globules blancs en macrophages, lesquels ont le pouvoir d'intégrer dans leur milieu cellulaire des germes où ils les détruisent.
- Ils stimulent la modification des lymphocytes en une catégorie de cellules lymphocytaires B qui s'attaquent aux germes et accroissent la transformation de lymphocytes non spécialisés en lymphocytes T qui sont la « mémoire » du système immunitaire.
- Ils mobilisent le système du complément (l'un des mécanismes les plus anciens dans l'évolution de

défense contre les infections) avec ses substances s'attaquant aux germes.
- Enfin, ils préparent les immunoglobulines IgG à jouer leur rôle d'anticorps.

De la bactérie aux champignons et aux parasites

Aujourd'hui encore, l'introduction de bactéries lactiques de la famille des lactobacilles dans le tube digestif semble y induire l'ensemencement de germes non pathogènes. On suppose que ces lactobacilles entrent en concurrence avec les bactéries provoquant la maladie et bouleversant le microbiote.

L'action immunitaire des lactobacilles

Le lactobacille, celui des vrais yoghourts faits maison, et d'autres bactéries du tube intestinal ne jouent pas uniquement un rôle de suppléance ou de substitution. Ces saprophytes sont des germes « auxiliaires » : ils ont des effets à plusieurs niveaux. L'expérience montre que, si l'on donne de manière préventive du lactobacille à une souris, cela empêche le développement d'une infection dans son organisme.

Les structures organiques du lactobacille contiennent une information qui provoque la para-immunité. Elles stimulent les globules blancs du sang (polynucléaires) qu'elles poussent à la phagocytose et à la libération d'immunoglobulines et agissent sur le système du complément. Ainsi, un élément particulier qui se trouve dans la membrane des bactéries (le muramylpeptide) est capable de tripler la phagocytose et de provoquer – à l'intérieur des bactéries – un effet toxique qui les tue. En somme, les lactobacilles jouent sur la régulation des réponses immunitaires en atténuant celles qui sont hyperactives et en empêchant les microbes de se reproduire aisément. Ils facilitent – et même « réclament » – les réponses immunitaires des lymphocytes[30].

L'action immunostimulante des levures

La levure de bière, *Saccharomyces cerevisiae* de la famille des Ascomycotines, est un petit champignon capable de transformer le sucre en alcool ou en dioxine de carbone. Sa membrane renferme des petits monosaccharides : 58 % de glycanes, 17 à 22 % de mannanes, 13 à 17 % de protéines et 3 % de minéraux. Ces mannanes sont des substances qui se trouvent de manière typique à la périphérie des champignons. L'organisme humain les reconnaît comme « étrangers » et, de ce fait, organise une réaction immunologique. Quand un individu prend de la levure, celle-ci entraîne dans la membrane qui entoure son tube digestif le développement des cellules dont le rôle est de phagocyter les germes.

Chez le singe Rhésus, l'administration de levure dans son régime alimentaire permet de le protéger immunologiquement contre des infections respiratoires et intestinales. En outre, la membrane de la levure permettrait de bloquer le développement d'un cancer[31].

Dans la pratique, notons qu'il n'y a pas de différence entre levure fraîche ou sèche : toutes deux entraînent une augmentation de la défense de l'organisme.

Bon à savoir

Il est très intéressant d'associer la levure à la propolis pour augmenter la défense de l'organisme.

Les lichens et les algues

Les lichens sont des plantes composites, à la limite du champignon et des algues. Ils contiennent des cellules photosynthétiques comme en ont les algues, et sont proches des cyanobactéries, également appelées « algues bleu-vert ». Les lichens sont fortement présents dans les régions de forêt humide (*rainforest*) dans la partie nord du globe terrestre. Les Indiens d'Amérique du Nord trouvaient en eux de bons nutriments, car ils sont riches en différents sucres. À côté de l'amidon et de gros mucilages, le lichen renferme un polysaccharide[32] au volume très important – on parle de « poids moléculaire » (PM). Le PM de ce polysaccharide est de 18 000, ce qui lui permet d'augmenter de 68 % l'activité de phagocytose des globules blancs à une très faible dose. Il est comparable au lentinane, ce polysaccharide du shiitake, un champignon japonais[33]. Le lentinane, matière végétale, a été parmi les premières substances antitumorales trouvées dans le monde[34].

Comme les lichens, les algues contiennent des sucres et des polysaccharides, de même que les glycanes ou les mannanes qui ont un poids moléculaire élevé (entre 50 000 et 1 000 000). Sans avoir d'effet antibiotique, les algues et lichens peuvent venir à bout de bactéries d'infections traînantes comme les *Pseudomonas* et *Proteus* par voie immunologique.

Les champignons asiatiques

Les champignons poussant sur des substrats naturels possèdent de grandes quantités de molécules à base de sucres, les bêta-D-glucanes, qui renforcent aussi bien l'immunité innée que l'immunité adaptative. Deux champignons orientaux, le reishi (*Ganoderma lucidum*) et le shiitake (*Lentinus edodes*) ont des effets très puissants sur la défense immunitaire.

Le shiitake

Le lentin du chêne, un champignon nutritif, est aussi consommé à titre médical depuis plus de 1 000 ans en Chine et a été l'un des premiers végétaux à fournir des substances anticancéreuses (lentinanes)[35]. Son effet global sur l'immunité passe par le pouvoir des globules blancs de s'emparer des germes et de les détruire (phagocytose). Il permet également d'augmenter la formation d'interférons (protéines naturelles produites par les cellules immunitaires). De plus, il renforce la rate, cet organe qui intervient dans l'immunité humorale et dans l'immunité cellulaire.

Le reishi

Le reishi (*linzhi* en chinois, ganoderme en français) est un champignon très prisé en Orient pour ses qualités médicinales. On le trouve à l'état sauvage dans les montagnes du continent asiatique. Il se fixe le plus souvent sur les troncs de prunier (parfois de chêne), mais peut se développer à même le sol. Ce champignon pousse aussi en Europe, de juin à novembre, sur le sol, sur les racines enterrées des feuillus (y compris d'arbres fruitiers) ou à proximité. Coriace et amer, il ne sert pas en gastronomie.

Ce champignon mériterait d'être mieux connu en médecine occidentale en raison de ses nombreux effets sur l'organisme. Il contient des glucides très divers en poids moléculaire, ce qui explique son potentiel pharmacologique. Nous nous arrêterons à son effet adaptogène sur le stress immunitaire. Grâce à ses principes actifs, il permet l'accumulation de globules blancs qui soutiennent spécifiquement l'immunité.

Les échinacées

L'histoire d'*Echinacea* commence comme un conte. Une jeune femme Lakota (groupe des Sioux) soigne son mari blessé à la guerre. Elle déterre une plante qu'elle appelle « *ichaxpe-hu* » (signifiant « fouet-plante ») et mâche les racines lavées. C'est avec sa salive imprégnée de ce que contient la racine qu'elle enduit la plaie du guerrier. Sans le savoir, la jeune femme applique une substance qui nettoie celle-ci (effet contre l'enzyme hyaluronidase, qui détériore la plaie) et entraîne la formation d'acide hyaluronique permettant la cicatrisation. En même temps, grâce aux polysaccharides de la plante, elle fait réagir l'organisme du malade et bloque la prolifération des microbes.

De l'image de la prévention d'une infection locale par une femme indienne Lakota, les pionniers et les médecins « éclectiques », ainsi appelés parce qu'ils appartiennent à plusieurs tendances médicales, s'emparent de la plante et la font parvenir en Europe[36,37]. Dans la première partie du XXe siècle, les effets protecteurs des échinacées contre les infections avaient été notés mais sans qu'on puisse les expliquer. De nouvelles études entreprises sur cette plante depuis 1980 en ont fait la plante emblématique de l'immunostimulation aspécifique.

Dans les plaines des États-Unis, le long du fleuve Missouri, et du nord du Texas au sud des plaines canadiennes, poussent spontanément 6 espèces d'échinacées (famille des Astéracées, anciennement Composées). Elles sont proches d'une autre espèce, les *Rubeckia*, aux pétales jaunes, alors que ceux des échinacées vont du rose pâle au pourpre. Parmi ces 6 échinacées des plaines, 3 seulement ont des propriétés médicinales : *Echinacea purpurea, Echinacea angustifolia, Echinacea pallida* (échinacée pourpre, à feuilles étroites, à fleurs pâles). Ce n'est que depuis les années 1980 que nous connaissons mieux ces trois variétés et leurs intérêts thérapeutiques. Les échinacées ont un effet sur tous les secteurs de l'immunité anti-infectieuse et constituent les plantes de référence parmi toutes les immunostimulantes.

Elles agissent grâce à des polysaccharides à poids moléculaire très important[38], qui se trouvent surtout dans les racines. Or, ces substances sont des molécules faites de nombreux et divers sucres. Ces macromolécules, digérées dans le tube digestif, ne devraient donc pas avoir d'effet. En réalité, la digestion les ramène à un résidu de petits sucres : les galactosyls. Et ce sont ces galactosyls qui ont un pouvoir immunologique. Agissant sur les ganglions du tube digestif ou passant dans le sang, ils provoquent l'apparition des intermédiaires de la défense anti-infectieuses de l'organisme[39]. Ces substances intermédiaires stimulent la transformation de leucocytes et des lymphocytes, qui se distribuent à des endroits stratégiques comme les organes de la respiration. Le corps est alors préparé à faire face à une infection.

L'échinacée organise une défense de l'organisme grâce à ses constituants, qui font que certains globules blancs se posent en sentinelles avant même qu'il y ait présence d'un microbe. De fait, la prise régulière d'un tel agent immunostimulant va protéger l'individu.

Cependant, il faut attendre deux ans pour qu'une plante comme l'échinacée soit assez riche en constituants chimiques et ait un effet biologique.

En dehors de cultures que réalisent spécialement certains laboratoires en Europe, il n'y a pas de culture d'échinacées qui réponde à une norme pharmaceutique stricte. Inutile de planter dans son jardin cette plante dans ce but. Rappelons que pour l'immunostimulation la racine est plus appropriée que la partie aérienne en raison de sa plus forte teneur en polysaccharides très actifs. Cela est si vrai que la loi du Dakota aux États-Unis punit sévèrement ceux qui arrachent les échinacées des champs avec leurs racines ! De toutes les plantes, c'est elle qui est la plus apte à relever au mieux le système immunitaire. En revanche, la partie aérienne, grâce à l'échinacéine, est efficace pour stimuler le système nerveux qui, de la surrénale jusqu'à l'hypophyse et l'hypothalamus à la base du cerveau, permet de s'opposer à un stress et de conserver l'équilibre de l'organisme.

La meilleure solution est d'avoir la plante fraîche entière que l'on broie avant de la triturer dans de l'alcool comme conservateur. L'expérience a montré que l'échinacée permet de prévenir les affections hivernales ou de rendre le corps plus résistant à celles-ci.

Cette plante est généralement prise sous forme de teinture mère (TM). Pour obtenir un effet immunostimulant, la dose à prendre quotidiennement peut être faible : de 15 à 25 gouttes le matin pour l'adulte, alors que l'enfant à partir de 5 à 6 ans pourra recevoir 5 gouttes dans un peu d'eau ou de la limonade.

Bon à savoir

L'une des premières expérimentations avec l'échinacée a pu montrer que sa prise orale limitait considérablement la récidive d'une affection à parasite, la trichomonase vaginale.

Un cas d'essai clinique mal interprété en phytothérapie

En 2004, au New Jersey, parut un article concernant l'effectivité de l'extrait de l'échinacée dans la prévention de la rhinite par rhinovirus de type 39 (RV-39)[40]. Avant et après une inoculation dans les narines de ce type de virus, 48 volontaires sains ont reçu 3 fois 2,5 ml par jour d'extrait d'échinacée. Les rhumes se sont développés chez 58 % des bénéficiaires de l'échinacée et 82 % des sujets du groupe placebo (c'est-à-dire non traités). Les auteurs en ont conclu de manière erronée que l'échinacée n'avait pas d'effet préventif ou curatif. Erreur de statistique d'une part, et de méthodologie, d'autre part : quand a-t-on vu dans les conditions de la vie courante une application aussi directe de virus dans les narines ? L'information était donc faussée pour un monde médical qui souvent ignore le mode d'action d'une telle plante.

L'herbe à la fièvre

Il s'agit là d'une Astéracée tout aussi légendaire. Vers 1814, une grippe très douloureuse se déclara en Amérique du Nord. On utilisa pour la combattre une plante connue pour traiter la fièvre des marais près des Grands Lacs. La grippe était tellement intense « qu'elle en brisait les os[41] ». Mais l'herbe à la fièvre fut si efficace qu'on l'appela « *boneset* » (« remettre les os »). Il s'agit d'*Eupatorium perfoliatum*, semblable à la drogue française appelée « eupatoire chanvrine » (*Eupatorium cannabinum*), mais plus active.

Cette « herbe à souder », son autre nom, possède aussi des polysaccharides qui ont un effet immunostimulant. Après observation, il ressort que cette plante s'utilise surtout en prévention d'une maladie par virus. Cependant, son activité dépasse ce potentiel et complète l'activité d'une échinacée.

Bon à savoir

La camomille allemande (ou matricaire) contient un principe actif proche de celui de l'eupatoire, et active aussi le pouvoir de phagocytose des globules blancs (processus qui leur permet donc d'englober puis de digérer une substance étrangère)[42].

L'indigotier sauvage

Cette plante (*Baptisia tinctoria)* est une Fabacée (plante à gousses) qui pousse en Amérique du Nord, de l'Ontario (Canada) à l'État du Maine (États-Unis).

Elle a souvent servi de colorant en succédané de l'indigo au début du XIXe siècle. Elle ressemble assez à notre genêt à balai (Fabacées) qui a, lui aussi, des fleurs jaunes. L'indigotier sauvage contient deux principes actifs qui ont des actions immunostimulantes différentes.

Le premier est un polysaccharide qui facilite la transformation de globules blancs inactifs en des cellules agissant contre les germes. Le second principe actif est une combinaison entre sucres et protéines qui agit spécifiquement sur les lymphocytes B ou T. Il permet à l'organisme de se prémunir de manière double avant une attaque par un virus, et complète bien l'effet de l'échinacée à laquelle cette plante est souvent associée.

Les forces cachées du plantain

Le plantain doit son nom à la forme de ses feuilles qui ressembleraient à la plante des pieds. Dans la majorité des langues nord-américaines, le nom indien signifie : « là où l'homme blanc est passé ». Les notions d'immunostimulation grâce au plantain sont récentes[43]. Son polysaccharide très complexe a une forte activité sur le complément connu pour mettre en œuvre les deux types de l'immunostimulation (globules blancs et lymphocytes)[44]. Ce pouvoir stimulant est méconnu du monde médical et, de ce fait, rarement utilisé par les prescripteurs. Or, ce processus a été empiriquement accepté puisque l'utilisation de la plante avec sa racine dans certaines potions permet d'avoir un effet direct sur les bactéries et secondairement d'augmenter l'immunité du sujet qui la prend.

Le souci ou calendula

Le souci, fleur à capitule jaune à jaune orangé, est une plante connue depuis longtemps par la médecine traditionnelle et reconnue par la médecine conventionnelle pour ses vertus cicatrisantes. Comme le plantain, il doit cette activité à ses principes actifs adoucissants, antibactériens et immunostimulants. Ses polysaccharides doublent le nombre de globules blancs dans le sang et leur permettent d'absorber et de digérer des micro-organismes étrangers.

Les autres plantes à polysaccharides à effets immunitaires

D'autres plantes agissent sur le système immunitaire grâce aux polysaccharides. Voici reproduit ci-dessous le tableau de Wagner et Proksch[45] avec indication des effets sur le pouvoir d'absorption suivi de destruction des substances étrangères (effet de phagocytose) de plusieurs plantes à polysaccharides.

Tableau reprenant « les effets des plantes à polysaccharides ayant un pouvoir stimulant sur le système immunitaire en utilisant la phagocytose (avec taux et efficacité de leur phagocytose) » selon Wagner et Proksch

Plante Extrait (1:1 = non dilué) (1:4 = concentration divisée par 4)	**Augmentation moyenne de la phagocytose en %**	**Efficacité de phagocytose de leur polysaccharide isolé** > 1,0 = stimulation < 1,0 = suppression
Echinacea purpurea (échinacée pourpre) 1:1	45 %	2,21
Echinacea purpurea (échinacée pourpre) 1:4	non indiqué	2,16
Eupatorium cannabinum (eupatoire chanvrine) 1:2	22 %	1,81
Eupatorium perfoliatum (herbe à la fièvre) 1:0,5	37 %	non indiqué
Matricaria recutita (matricaire ou camomille allemande) 1:4	31 %	2,52
Arnica montana (arnica) 1:4	44 %	2,38
Achyrocline satureioides (macela) 1:4	33 %	2,31
Sabal serrulata (palmier nain de Floride) 1:4	36 %	3,81
Baptisia tinctoria (indigotier sauvage) 1:4	non indiqué	1,31
Eleutherococcus senticosus (racine de la taïga) 1:1	52 %	2,90

Mentionnons simplement à titre informatif d'autres plantes qui agissent de la même manière mais sont moins utilisées : le carthame (*Carthamus tinctorius*), le riz (*Oryza sativa*), les astragales (*Astragalus membrenaceus*)… La liste des plantes à polysaccharides immunologiquement actifs est loin d'être close. Mais la plante emblématique et le modèle presque parfait reste l'échinacée à laquelle toute nouvelle recherche se compare.

Bon à savoir

Il arrive qu'une plante comporte un polysaccharide efficace mais que la prise de la plante entière s'avère toxique. C'est le cas de l'arnica, dont la racine a d'excellents effets protecteurs mais qui ne peut pas être prise en interne[46].

Les plantes à effets immunitaires mixtes

Notre voyage a commencé par les effets transitoires du gaïac (*Guajacum officinale*) pour lutter contre la syphilis. Rappelons qu'il fait partie des plantes à saponines (substances à base complexe, moussantes et ayant un effet de tannage) comme le bois de Panama (*Quillaja saponaria*), la salsepareille (*Smilax sarsaparilla* et ssp.), la douce-amère (*Solanum dulcamara*) ou encore le ginseng (*Panax ginseng*), l'éleuthérocoque (*Eleutherococus senticocus*)…

Les saponines présentes dans de nombreuses plantes sont des substances très intéressantes dont l'effet global fut découvert dès 1936[47]. En immunologie, elles forment une réponse très puissante, se joignant aux anticorps naturels face aux antigènes que sont les microbes. Elles stimulent la relation entre les lymphocytes T et ces fameuses cellules « présentatrices » qui signalent à ces derniers qu'un corps étranger est pathogène et doit être détruit[48]. Les substances citées ci-avant contiennent des saponines mais sont difficilement utilisables en immunothérapie pour se protéger des infections. Il est cependant possible de les associer (notamment, la salsepareille et la douce-amère) à un traitement lorsqu'il s'agit d'affection rhumatismale.

Le bois de Panama sert en usage externe car il est très astringent (bon pour un peeling, mais avec précaution). On en extrait des substances (les quillayasaponines) qui peuvent être des adjuvants potentiels de vaccins.

Les plantes à saponines et polysaccharides

Le ginseng et l'éleuthérocoque

Ces plantes sont des plus importantes pour soutenir non seulement notre défense immunitaire, mais également l'organisme dans son ensemble lorsqu'il est soumis au stress. Immunostimulantes, elles ont surtout un effet adaptogène.

Le **Panax ginseng** *ou ginseng de Corée et le* **Panax quinquefolius** *ou ginseng américain*

Les saponines du ginseng sont appelées « ginsénosides ». On leur reconnaît une importante activité dans les essais cliniques (sur les humains). Celles du ginseng agissent en effet en stimulant le mode d'action des lymphocytes.

Le gingseng possède aussi des polysaccharides solubles à l'eau (panaxanes), qui font croître le pouvoir d'absorption – et de destruction des germes – des macrophages (globules blancs).

Par ailleurs, ces polysaccharides passent par des cellules spéciales du foie pour protéger cet organe et tous les autres à l'origine des cellules immunitaires (moelle, rate, lymphe, etc.)[49].

Pour une bonne efficacité, il faut théoriquement utiliser un rhizome de ginseng possédant les deux types de principes actifs (ginsénosides et panaxanes). Mais il est très difficile d'avoir un extrait de ginseng contenant à la fois les panaxanes et les ginsénosides, lesquels se dissolvent dans des liquides différents (eau, alcool, etc.). Le mieux est d'utiliser de la racine de ginseng pure (à peine 1 g par jour au maximum) à faire tremper dans un liquide de conservation, et facile à consommer ensuite.

L'éleuthérocoque ou racine de la taïga

La racine de la taïga que l'on trouve en Sibérie appartient à la même famille que le ginseng : les Araliacées. Ses effets sont proches de ceux du ginseng coréen, mais sa composition chimique est différente, même si elle contient, elle aussi, un mélange de polysaccharides et de saponines. Elle présente des propriétés très voisines en tant qu'immunostimulante, et est plus rapidement efficace. Ce qui fait qu'on l'utilise communément pour combattre la grippe lorsque celle-ci s'accompagne de faiblesse et d'hypotension.

Le thuya ou arbre de vie

Son nom scientifique est *Arbor vitae,* soit « l'arbre de vie », car le thuya a un feuillage persistant. Son huile essentielle est toxique pour l'homme, ce végétal contenant de la podophyllotoxine, une résine qui a le pouvoir de détruire les condylomes (papillomavirus). Ses parties vertes ont des pouvoirs immunitaires utilisés en médecine : elles transforment chez l'individu les globules blancs inactifs en globules blancs actifs, prêts à s'attaquer à des bactéries ou des virus. En Allemagne, le thuya est utilisé en association avec l'échinacée et protège contre le refroidissement et les maladies hivernales[50].

Les autres plantes

Citons pour finir le gui *(Viscum album)* qui chez nous a une fausse réputation de plante toxique en raison de certaines molécules et est très utilisé dans d'autres pays d'Europe.

D'autres plantes agissent également par d'autres moyens (le groupe des plantes à lectines par exemple) : elles permettent de vérifier l'unité et l'interdépendance entre inflammation et immunité. Du fait d'effets immunologiques divers pouvant aussi être préjudiciables, elles sont difficiles à manier.

LA PHYTOTHÉRAPIE IMMUNOSTIMULANTE À TRÈS FAIBLE DOSE

Les recherches effectuées tous azimuts pour trouver des plantes optimisant la défense de l'organisme ont permis d'en identifier certaines qui agissent à des dilutions « homéopathiques ». Ce ne sont cependant pas des « produits homéopathiques » au sens strict, en raison de la dilution à laquelle elles sont utilisées. À côté des plantes majeures en immunologie, il en existe ainsi quelques-unes qui agissent à des doses infimes (aux dilutions homéopathiques D1 à D6). On retiendra notamment les effets immunostimulants de certaines de la famille des Euphorbiacées : la dentelaire (*Plumbago europaea)*, l'euphorbe résinifère (*Euphorbia resinifera),* la bryone blanche *(Bryonia alba),* le thuya *(Thuya)*, le jasmin jaune *(Gelsemium sempervirens)* ou encore le bois-gentil *(Daphne mezereum).*

Les plantes à vitamine C

Nous avons vu que les micro-organismes, les lysats bactériens, sont des substances qui induisent la production d'interférons, des protéines naturelles produites par les cellules immunitaires. Ils renforcent la réponse immunitaire en inhibant la réplication virale dans les cellules de l'hôte. L'acide ascorbique naturel, ou vitamine C, a aussi la propriété d'augmenter quantitativement la production d'interférons ainsi que leur potentialité immunitaire. De nombreuses questions se posent régulièrement sur la vitamine C. Nous verrons dans le chapitre 3 comment l'utiliser (doit-on en prendre plus que les recommandations habituelles ou pas, et quand ?).

Linus Pauling, qui la découvrit, avait raison, concernant la défense de l'organisme, de préconiser de la prendre en préventif et très régulièrement. Pour pouvoir réagir, les cellules des muqueuses ont besoin d'acquérir une résistance immunitaire aspécifique (quel que puisse être le danger infectieux). La vitamine C permet, à travers l'interféron, d'accroître son potentiel immunitaire.

Avant l'infection, elle prépare le terrain, et dès le début de l'infection, elle a une action propre.

Pendant la durée de l'infection, la prise devrait se faire chaque heure en petite quantité.

Ce sont les plantes qui procurent la vitamine C ; de plus, elles pourvoient l'organisme en provitamine C qui va se métaboliser en vitamine C active. Beaucoup en contiennent mais seules quelques-unes sont intéressantes pour un effet autre que la simple stimulation du métabolisme de l'organisme.

L'argousier

La plante qui a le plus d'avantages est l'argousier (*Hippophae rhamnoides*) et son fruit, l'argouse. En complément de la provitamine C, elle apporte les vitamines A, E, PP, K, et des minéraux. De surcroît, les vitamines A et E sont antioxydantes et permettent de limiter la destruction des tissus où a pénétré un germe.

Le goji

Il s'agit du fruit de *Lycium barbarum*, intéressant par son apport en vitamine C. Cependant, il n'a pas les constituants de l'argousier. Bref, ce n'est qu'un fortifiant momentané.

Teneur en vitamine C

- Argousier : 378 mg à 700 mg/100 g (selon l'origine)
- Kiwi : 92,7 mg/100 ml
- Orange, jus : 43-66 mg/125 ml
- Baies de goji : 42 mg/100 mg

La propolis, une grande protectrice

La propolis est une substance résineuse végétale, utilisée par les abeilles comme mortier dans leur ruche. Sa fonction est aussi la défense de la « cité » (propolis signifiant « devant la ville ») contre tout intrus.

Elle combat les microbes par ses constituants, parmi lesquels se trouvent des débris de constituants d'huiles essentielles venant des plantes qui ont été butinées. S'il s'agit d'un intrus de plus grande taille, comme un insecte, la propolis entoure l'insecte (tué entre autres par le venin d'abeille) de résine. Avec les autres constituants, elle limite la pollution émise par un corps en décomposition. Cette activité immunologique et antibactérienne a lieu dans l'habitat de l'abeille.

Quand l'homme absorbe cette substance, il bénéficie des restes d'huile essentielle et de substances anti-inflammatoires (flavonoïdes). Résine, cire, acides organiques, débris de flavonoïdes, substances volatiles absorbées agissent pour leur propre compte (infection, inflammation) mais aussi comme des corps étrangers irritants[51].

Nous nous trouvons face à un cas naturel qui laisse à réfléchir : cette propolis a diverses origines, donc aussi diverses compositions chimiques. Elle est digérée ou transformée par l'abeille. Il s'agit souvent de détritus de plantes et de molécules recueillies au hasard du butinage…

Comment la propolis peut-elle agir ?

Une réponse veut que la propolis forme une macromolécule « polysaccharidique », le chitosane, aux propriétés antivirales, antibactériennes et antifongiques, et connu pour induire la défense immunitaire[52]. La supplémentation en extrait de propolis et de levure dans la nourriture des porcs en croissance améliore leur digestibilité, le microbiote fécal, tout en diminuant l'émission de gaz fécaux[53]. Cette substance, qui représente un peu le monde qui nous entoure, est capable dans notre intestin, dans notre « intérieur », de nous protéger des organismes infectieux issus de l'environnement.

EXISTE-T-IL DES HUILES ESSENTIELLES IMMUNOSTIMULANTES ?

Les huiles essentielles sont en fait des extraits de plantes obtenus par hydrodistillation. Elles ont un potentiel antimicrobien utilisé dans le cadre de l'aromathérapie. Ces huiles essentielles sont constituées de molécules volatiles, souvent de 40 à 100 constituants différents.

Les huiles essentielles extraites des plantes aromatiques par hydrodistillation ou par expression mécanique à froid (pour les péricarpes d'agrumes) contiennent de nombreuses molécules qui ont souvent une action antimicrobienne : elles inhibent ou détruisent des virus, des bactéries ou des parasites. Ce faisant, elle renforce l'organisme contre des corps étrangers infectieux. Leur capacité à stimuler l'immunité hors contexte infectieux est réduite ou nulle, ce qui les différencie des « immunostimulants » au sens large. Alors que ceux présentés dans cet ouvrage n'ont, eux, qu'un effet direct antimicrobien faible ou nul, les huiles essentielles peuvent agir sur une partie du système immunitaire. De plus, ce ne sont que des molécules isolées qui agissent.

- Les plantes contenant de l'eucalyptol sont les plus bactériostatiques ou antibactériennes (eucalyptus, myrte, romarin, etc.).
- Celles qui contiennent des aldéhydes (cannelle, eucalyptus globuleux et eucalyptus citronné) peuvent agir sur le système du complément.
- Celles qui contiennent des alcools monoterpéniques (*Cymbopogon winterianus*, etc.) agissent sur les alpha-globulines (leur diminution signe un déficit immunitaire).
- Celles qui contiennent des phénols (thym à thymol, oranger, arbre à thé, origan, verveine odorante, citron, mélisse) agissent sur les virus (citronellal) et sur le psychisme.
- Celles qui contiennent du carvacrol, de l'eugénol ou du thymol (thym à carvacrol, origan, sarriette, etc.) agissent sur les gamma-globulines.
- Celles qui contiennent des terpènes (pin, sapin et autres conifères) agissent sur le mucus et les alpha-2 et gamma-globulines.

Dans le cadre de la lutte contre l'infection par des moyens naturels, les huiles essentielles sont donc indispensables. Mais leur rôle est quasiment nul dans le cadre de l'immunité, et aucune d'elles ne se comporte comme un adaptogène pouvant augmenter la défense d'un individu contre le stress.

Par ailleurs, au niveau du cortex cérébral, certaines sont sédatives, mais aucune n'agit sur l'axe surrénales-hypothalamus.

LES PLANTES ADAPTOGÈNES

Qu'est-ce qu'un adaptogène ?

Avant de présenter les possibilités de renforcer notre immunité par les adaptogènes, il faut définir ce que c'est. Il s'agit d'une substance qui, sans nocivité, adapte l'organisme à un stress afin d'assurer à celui-ci son intégrité biologique, quelle que soit l'intensité du stress. Elle permet au corps de se renforcer, de supporter l'effort, éventuellement de guérir après un stress l'ayant endommagé. Ce programme ne peut être tenu naturellement que par les corticoïdes naturels du corps. Pour l'instant, aucune substance chimique de synthèse n'est capable d'y parvenir. Rappelons aussi que par « stress », nous entendons aussi celui physique, psychique, infectieux, métabolique ou hormonal.

Pour qu'une plante soit définie comme adaptogène, il ne suffit pas uniquement qu'elle stimule l'organisme[54].

Ainsi, le café et le thé sont des stimulants grâce à la caféine qu'ils contiennent, mais leur effet est limité dans le temps. La feuille du ginkgo (« arbre aux quarante écus » d'Orient) ne stimule que le système nerveux central à court terme, même si au long cours elle permet un remodelage des fonctions du cerveau.

Le bacopa, ou brahmi de la médecine ayurvédique de l'Inde, permet un renforcement de la mémoire et de l'apprentissage, mais n'a pas vraiment d'autre effet lui permettant de renforcer l'organisme.

Comme nous l'avons vu précédemment, les adaptogènes répondent au moins à 3 stress différents sur 5 (stress physique, psychique, infectieux, métabolique ou hormonal).

L'échinacée – qui a un effet immunostimulant important[55] mais pas d'action directe sur les microbes, et qui par ailleurs stimule la libération de cortisone par la surrénale – n'est pas considérée *stricto sensu* comme adaptogène. Il aura fallu démontrer qu'elle pouvait avoir un effet sur la consommation d'oxygène et sur l'érythropoïétine (substance hormonale et facteur de croissance des précurseurs de globules rouges dans la moelle osseuse) pour finalement entrer dans cette catégorie de substances[56].

Parmi les adaptogènes, nous trouvons des plantes que nous avons déjà vues dans le cadre de la défense de l'immunité : les ginsengs coréen et américain et l'éleuthérocoque.

Le ginseng et l'éleuthérocoque

Tous deux font partie de la famille des Araliacées, et tous deux ont une action sur le stress. Ils tonifient également la pression artérielle et ont un effet défatigant. Il existe cependant une différence entre les deux : le ginseng renforce surtout le psychisme, alors que l'éleuthérocoque stimule le « soma » (le corps). Lors d'une chute de tension durant une grippe, l'éleuthérocoque sera conseillée, alors que pour l'effort intellectuel c'est le ginseng qui sera indiqué.

Plus que la racine de la taïga, le ginseng a de nombreux effets hormonaux, en particulier lors d'un manque d'œstrogènes. C'est pourquoi, il est déconseillé lorsqu'il y a un risque de cancer du sein.

On récolte les racines de l'éleuthérocoque[57,58] à la défoliation, en automne, ou encore au printemps. Chez 36 volontaires prenant de la teinture d'éleuthérocoque, on a pu constater une augmentation nette du nombre de lymphocytes dans le sang. Mais cette racine de la taïga n'est pas qu'immunostimulante. Elle permet d'augmenter la résistance à la fatigue, de lutter contre le stress et de réduire les signes d'angoisse. L'éleuthérocoque est assez communément utilisée en Russie et a été consommée lors des jeux Olympiques de Moscou et par les cosmonautes soviétiques.

L'orpin rose de Sibérie

Rhodiola rosea : tel est le nom scientifique de la rhodiole ou orpin rose, de la famille des Crassulacées, qui pousse dans l'hémisphère Nord. On la trouve surtout en Sibérie, dans les montagnes de l'Altaï, mais aussi en Europe du Nord. Cette plante qui contient des substances spécifiques agit sur la fatigue tant corporelle que mentale.

Des études récentes montrent que, tout en étant stimulante, elle stabilise les états anxieux. En Suède, on lui attribue la légendaire force physique et l'endurance des Vikings. En Sibérie, elle est offerte en cadeau aux jeunes mariés afin qu'ils soient féconds et donnent naissance à des enfants sains. Depuis 3 000 ans, les peuples de Sibérie s'en servent comme tonique et boivent de la tisane de rhodiole pour favoriser la santé et la longévité. Ses effets commencent à peine à être reconnus en France, mais cette plante nécessite d'être utilisée pour que le monde médical s'en fasse une idée. Pour ceux qui voudraient l'utiliser, il faut savoir qu'elle ne fait souvent effet qu'au bout de 15 jours à 1 mois.

Les secrets de l'Inde

Nimba arishta

Une équipe hollandaise cherchait pour ses expéditions une préparation permettant de lutter contre la fatigue et les rhumatismes et de se prémunir d'infection bronchite dans les montagnes. Le droguiste d'un magasin de remèdes ayurvédiques leur proposa 3 fois le même flacon : *Nimba arishta.* Ce mélange à base d'*Azadirachta indica* était bon pour les trois problèmes. Ce remède, qui en Inde traite les vers intestinaux, les digestions difficiles, la fièvre (et le paludisme), l'insomnie et l'hystérie, est narcotique (à forte dose). C'est en réalité un adaptogène ayant une activité sur plusieurs aspects inconfortables de la vie.

Pour la médecine moderne, c'est un stimulant immunitaire, un antidiabétique, un protecteur du foie, un remède au paludisme, un équilibrant psychique, un antirhumatismal. En dehors de son utilisation traditionnelle, il est prudent de laisser sa consommation à la décision d'un spécialiste.

L'ashwagandha

Ashwagandha est le nom indien de *Withania somnifera*, un vrai « ginseng indien ». Ses effets sont nombreux : il équilibre l'état de la personne selon les circonstances, corrige l'hypertension mais aussi l'hypotension artérielle. Il est aussi anti-inflammatoire, donc actif sur le rhumatisme. Son effet sur le système nerveux est sédatif et revigorant du cerveau, ce qui permet d'acquérir une attention plus concentrée et un meilleur apprentissage.

En expérimentation en laboratoire, cette plante réduit l'inhibition psychique qui s'installe en situation de danger. Elle est souvent combinée au bacopa pour la mémoire. Ses principes actifs sont originaux et se rapprochent des stéroïdes, ce qui explique les effets que nous avons vus précédemment, lorsque se combinent immunité, psychisme et inflammation dans une pathologie.

Les effets complets du reishi

Nous avons cité le reishi (*Ganoderma lucidum*) comme une plante efficace dans le domaine de l'immunité. Ce champignon permet aussi de stimuler le système nerveux. Il a par ailleurs un rôle intéressant dans les contractures survenant dans des maladies à troubles et douleurs musculaires, il est antidiabétique et régulateur de la pression artérielle, etc.

Le fameux maca

Beaucoup d'autres plantes pourraient être citées, mais nous terminerons par le maca du Pérou (*Lepidium meyenii*), appelé aussi « ginseng péruvien ». Cette plante de la famille des Brassicacées contient des principes actifs qui se retrouvent dans les choux, mais sous une forme telle qu'elle a un potentiel très particulier. Elle est efficace dans la stimulation de l'immunité, en cas d'anémie, dans les troubles des règles et de la ménopause, tout en améliorant la mémoire. L'effet aphrodisiaque est anecdotique car il accompagne pratiquement toutes les plantes dites adaptogènes[59].

LES EFFETS ANTITOXIQUES DES ADAPTOGÈNES

L'adaptogène, nous l'avons vu, se définit par l'augmentation de la résistance d'un organisme au stress. Des études très complètes ont montré que non seulement les plantes comme l'éleuthérocoque, la rhodiole ou la schizandra (appelée aussi « graine aux cinq saveurs ») n'ont pas d'effet toxique sur l'individu (l'innocuité entre aussi dans la définition de l'adaptogène), mais qu'elles s'opposent même à l'intoxication par produits chimiques hautement toxiques tels le chlorophos, le phosphore, le cyclophosphane, la strychnine, l'aniline, le nitrate de sodium, les narcotiques (par exemple le barbital), l'hexenal, le chloralhydrate, le benzène, l'acétone, l'éther, etc.

Les plantes adaptogènes ne s'attaquent pas comme des antimicrobiens aux microbes, mais l'expérience montre qu'elles permettent à l'organisme de ne pas être intoxiqué par les toxines que ceux-ci délivrent.

Des adaptogènes plus ou moins actifs

L'effet des principales plantes que l'on peut classer dans le groupe des adaptogènes est de renforcer l'organisme, de lui faire passer le cap de l'effort et du stress, d'éviter une décompensation (passage dans la maladie) et même de traiter les lésions du corps liées à la décompensation. Cependant, les stress ne sont pas tous de même nature. Une infection est différente d'un épuisement de type burn-out, qui diffère lui-même d'une souffrance induite par le diabète.

Les plantes adaptogènes ont des potentiels variés. Le tableau ci-dessous présente ainsi les capacités immunostimulantes et de résistance au stress (adaptogènes).

Tableau récapitulatif des effets des plantes adaptogènes sur différents stress (informations issues de plusieurs travaux[60,61,62,63,64,65])

Plantes adaptogènes	Protection contre l'infection	Protection contre la fatigue physique	Protection contre la fatigue psychique	Protection contre les troubles métaboliques	Protection contre les troubles endocriniens	Effets dans les problèmes auto-immuns
Argousier	+	+	++	++	±	+
Azadirachta	±	++	++	++	+	+++
Basilic sacré	+	++	++	+	0	0
Échinacée	+++	++	+	±	++	+++
Éleuthérocoque	+	+++	++	+	++	+
Fenugrec	0	++	+	+++	++	0
Ganoderme (reishi)	++	++	+	++	±	+
Ginseng	±	+++	+++	++	+++	++
Quinquina	±	+++	+	++	+	+ (intestin)
Rhodiole	+	++	+++	++	0	++
Soja (entier)	+	++	++	++	+++ (femme)	+
Withania (ashwagandha)	+	++	+++	++	+	++

CHAPITRE III

Augmenter son immunité en pratique

COMMENT UTILISER LES VERTUS DES PLANTES

L'automédication dans le domaine des plantes renforçant notre immunité est possible, quoique difficile. À la maison, un patient n'est pas à même de faire des mélanges de plantes, souvent difficiles à trouver de surcroît. Il faut faire appel au pharmacien ou au spécialiste d'une boutique spécialisée (magasin bio ou herboristerie).

L'automédication pour renforcer l'immunité n'est possible que si une personne est bien informée sur son cas et sur les propriétés des plantes à prendre. En immunothérapie, l'effet n'est souvent pas lié à une dose bien précise. L'immunothérapie à base de plantes ne s'improvise pas, et il est conseillé de suivre les recommandations d'un professionnel de la phytothérapie à visée immunostimulante. Les différentes plantes peuvent être achetées en pharmacies, magasins bio ou herboristeries, mais vous ne trouverez pas ici de recettes complètes, plutôt une approche pratique avec les plantes ou extraits les plus notables.

Dans le traitement du stress, avant, pendant ou après, vous aurez un choix restreint, mais l'effet dépendra cette fois-ci de la dose administrée. Même s'il s'agit de plantes, ou d'extraits, la dose indiquée sur le produit ou conseillée par un thérapeute doit être suivie. Au-delà des recommandations, des effets secondaires sont possibles. Le présent ouvrage apporte des indications mais ne se substitue pas au phytothérapeute.

Une recommandation, cependant, quant au résultat escompté : dans certains cas, il sera peu quantifiable. Par exemple, un traitement préventif contre les pathologies hivernales ne pourra s'évaluer qu'en fin de saison et en comparaison à une période antérieure ; dans le stress, un traitement préventif agira sans que le changement soit toujours très manifeste. Il ne s'agit donc pas ici d'un traitement ponctuel où le résultat est vérifiable d'emblée.

L'expérience montre que de tels traitements préventifs sont possibles, et comme la majorité des plantes citées ne sont pas nocives, vous ne perdrez rien à les essayer. Sachez également que cela ne cachera pas non plus une maladie grave empêchée de s'exprimer et provoquant un danger par manque de soin. On accorde trop souvent une vertu « miraculeuse » aux plantes médicinales. Elles ont des effets bénéfiques avec une moindre toxicité, mais quelquefois la maladie par son amplitude (infection massive, terrain immunologique déficient, mauvaise gestion du stress, etc.) dépasse tout effort de prévention, ce qui ne signe pas pour autant une absence d'efficacité !

Les différents modes de préparation des plantes

Extrait fluide de plantes fraîches standardisé (EPS)

Il s'agit d'un extrait fluide contenant beaucoup de glycérine, une substance liquide, sirupeuse, de saveur sucrée, miscible à l'eau. L'EPS est très facile à prendre en raison de son goût ; il est cependant moins dosé qu'un extrait fluide standard qui contient pour 1 g d'extrait 1 g de constituants de la plante (écrit : 1:1).

Huile essentielle (HE)

Elle est extraite le plus souvent par hydrodistillation. Très concentrée, elle ne contient quasiment que des substances volatiles. L'huile essentielle est puissante, mais elle n'a pas tous les effets d'une plante donnée.

Teinture mère (TM)

Il s'agit d'une préparation sous forme de teinture selon un procédé de la pharmacopée homéopathique. C'est à partir d'elle que l'on va fabriquer les remèdes homéopathiques en diluant et en dynamisant selon les règles mises au point par le pharmacien allemand Samuel Hahnemann, le « père » de l'homéopathie.

Teinture

Son procédé de préparation diffère de celui de la teinture mère. La différence tient avant tout au dosage : la teinture est de 3 à 4 fois plus riche en principes actifs que la TM.

Plante en poudre et en gélules

La poudre est la partie de la plante à utiliser réduite très finement. Elle contient à la fois les constituants intéressants pour le traitement et les constituants fibreux et ligneux, support de la structure de la plante, qui, eux, sont inutiles.

Extrait sec

Il s'obtient en épuisant une plante (extraire d'une plante les constituants avec un solvant à différents gradients, par exemple avec l'eau, l'alcool de 25 à 60 %, l'eau et l'alcool, etc.). Le solvant une fois retiré du produit, il reste une substance poudreuse qui est en général de 5 à 10 fois plus concentrée que l'extrait fluide (écrit : 5 à 10:1).

Tisane

Le terme est incorrect en phytothérapie où il est remplacé par « infusion » ou « décoction ». L'infusion,

forme la plus fréquente, est préparée en versant sur la (ou les) plantes sèche(s) de l'eau en ébullition. On laisse infuser pendant 10 minutes environ. On boit l'infusion après avoir filtré le liquide. C'est une préparation de base où l'extraction se fait par l'eau bouillante. Au contraire de la poudre, la trame ligneuse et fibreuse de la plante reste dans le filtre et n'est pas absorbée.
La décoction, quant à elle, consiste soit à mettre dans de l'eau froide une quantité de plante et à la chauffer jusqu'à ébullition avant de filtrer, soit à incorporer la plante à de l'eau bouillante et à laisser bouillir encore pendant 5 à 15 minutes avant de filtrer. La décoction est souvent utilisée pour des morceaux grossiers (bois, racine, tige, etc.) dont les constituants sont plus difficiles à extraire.

RÉCAPITULATIF DES PLANTES AUGMENTANT LA DÉFENSE IMMUNITAIRE

Les protocoles précis d'utilisation de ces plantes sont présentés dans les pages qui suivent.

Noms vernaculaire et scientifique de la plante	Partie utilisée	Domaine d'application dans la défense	Mode d'emploi	Posologie journalière pour un traitement immunostimulant chez l'adulte
Groupe des plantes à polysaccharides				
Échinacée *Echinacea angustifolium, E. purpurea, E. pallida*	Plante entière ou/et parties aériennes et/ou racine	Prévention immunologique Infections et récidive Bactérien, viral, parasitaire Inflammations	Plante fraîche Plante entière conservée dans l'alcool – extrait fluide	Prévention d'infection 30 gouttes de TM Autres cas : se référer au médecin-pharmacien
Herbe à la fièvre *Eupatorium perfoliatum*	Parties aériennes, récoltées pendant la période de floraison	Prévention immunologique Bactérien, viral Infections et récidives	Teinture mère	30 gouttes de TM
Lichen d'Islande *Cetraria islandica*	Thalle	Prévention et traitement de pathologies ORL	Plante fraîche Teinture mère	TM ou teinture : 3 fois, 10 à 50 gouttes par jour
Plantain *Plantago major*	Racine et feuilles	Infections bronchiques	Réduire en petits morceaux les racines, faire macérer pendant 6 h, filtrer, et prendre 1 tasse par jour	Teintures dont la teinture mère : 3 fois, 75 à 100 gouttes
Plantes à constituants mixtes				
Éleuthérocoque *Eleutherococcus senticosus*	Racine	Prévention et traitement de la grippe Adaptogène : fatigue et faiblesse, hypotension	Teinture Extrait fluide	Poudre cryobroyée : 1 à 2 gélules de 400 mg
Ginseng *Panax ginseng*	Racine	Convalescence post-infectieuse Adaptogène : fatigue et faiblesse, effort, ménopause	Racine fraîche Poudre Teinture mère Extrait fluide	Extrait fluide : 1 g par jour
Argousier *Hippophae rhamnoides*	Fruit	Asthénie, effort, hiver, suites de stress ou état de stress; convalescence	Jus de fruits Extrait de fruit concentré Lyophilisat pour tisane	1 à 3 ml de jus par jour
Propolis	Résine	Prévention, traitement d'infection, post-infection, protection ORL	Poudre, teinture mère	1 à 3 g par jour ou 30 gouttes de TM

Plantes à effet adaptogène et immunostimulant				
Margousier *Azadirachta indica*	Plante entière – écorce, feuilles séchées	Stress physique et psychique Stress infectieux, stimulation de la production d'anticorps Appoint au traitement anticancéreux, désintoxication du foie Rhumatismes Asthénie	Poudre, teinture	Teinture (1:5) : 4 ml par jour
Reishi *Ganoderma lucidum*	Champignon	Asthénie physique et psychique Prévention des infections et traitement Douleurs musculaires Trouble métabolique	Poudre	1 à 2 g de poudre par jour
Ashwagandha *Withania somnifera*	Racine et feuilles	Fatigue, stress psychique, troubles de la mémoire, rhumatisme	Extrait sec Teinture Extrait fluide	Poudre : 3 à 6 g par jour
Quinquina *China rubra*	Écorce	Fatigue, douleurs musculaires, stress	Poudre Teinture mère Extrait fluide	Teinture (1:5) : 20 gouttes dans 1 verre d'eau avant les 3 repas
Schizandra *Schisandra chinensis*	Fruits mûrs séchés	Asthénie physique ou psychique Syndrome de dépression avec asthénie, inappétence, énurésie, suées profuses Inflammation du foie	Teinture Poudre	Teinture : 15 gouttes par jour
Cassis *Ribes nigrum*	Feuilles	Fatigue, faiblesse, suite de stress, hypotension, inflammation	Teinture mère Extrait fluide Tisane Macérat glycériné	2 fois, 50 gouttes de TM
Leuzée *Leuzea carthamoides*	Parties aériennes	Adaptogène : asthénie physique ou psychique, stress à l'effort	Poudre Infusion Teinture	Teinture : 1 g par jour

Quantité thérapeutique d'administration selon l'âge

Le système immunitaire est à la fois complexe et fait de différents systèmes indépendants bien qu'interdépendants. Ces systèmes réagissent à de petites sollicitations par des extraits de plantes. Si l'on fait la distinction entre l'enfant et l'adulte, c'est pour des raisons de poids. Ainsi, on donnera 25 gouttes de TM d'échinacée tous les matins dans un peu d'eau à l'adulte à partir du mois d'octobre jusqu'en mars ; le petit enfant pourra être stimulé par une dose faible ne dépassant pas 5 gouttes par jour, selon la même périodicité. Si on associe *Echinacea* à *Eupatorium* et *Baptisia*, on ne donnera pas plus de 30 à 40 gouttes du mélange de TM par jour à l'adulte, et 10 à 15 gouttes à l'enfant. Dans le cadre d'une maladie auto-immune ou contre le stress, la dose d'échinacée sera plus élevée parce que c'est la glande surrénale qui est stimulée et il faut une dose plus conséquente pour arriver à un résultat.

En conclusion, on retiendra que l'immunostimulation par la plante ne dépend pas de la dose donnée (non dose dépendante) : une petite dose peut largement suffire.

Il existe des contre-indications qui portent surtout sur la femme enceinte, la femme allaitante et l'enfant de moins de 12 ans selon l'officielle Commission E (Conseil consultatif scientifique de la Bundesinstitut für Arzneimittel und Medizinprodukte/Administration allemande des denrées alimentaires et des médicaments), l'EMA (Agence européenne des médicaments) et l'ESCOP (European Scientific Cooperative on Phytotherapy). Il est cependant possible de prescrire aux enfants du fait de dosage faible à mettre en œuvre, mais dans tous les cas, il convient de faire appel à un médecin ou un pharmacien expérimenté pour définir la dose quotidienne administrable chez l'enfant comme chez l'adulte. Concernant le traitement de pathologie auto-immune, seul un médecin est à même de déterminer la dose journalière à prendre, car certaines de ces plantes ne peuvent être administrées s'il y a un risque de cancer de sein et, plus généralement, de cancer hormonodépendant.

LES PLANTES CONTRE LE STRESS

Les plantes adaptogènes se différencient entre elles par leur nature et par leurs effets. Cependant, elles doivent agir sur le stress dans son déroulement : lors de la période d'adaptation du corps à l'effort, en cas de fatigue ou d'épuisement, enfin lors d'une convalescence après une lésion importante. Le corps va en effet chercher à éviter l'épuisement, puis s'opposer à celui-ci, et enfin réparer les dégâts qu'il engendre.

En préventif, avant tout épisode de stress

Vous choisirez la plante qui pourra prévenir le stress et la fatigue à l'effort…

Pour améliorer l'endurance

Le plus important est de commencer à prendre un adaptogène à action fortifiante avant de passer un cap psychique ou physique.

- Les remèdes sont le ginseng coréen ou américain (pas de différence) à raison de 1 gélule dosée à 50 mg d'extrait sec, 2 fois par jour.

Il est possible de prendre Gerimax 50+® contenant ginseng, guarana, gingembre, vitamines et minéraux, à raison de 1 ou 2 le matin.

Attention, ne prenez pas de ginseng après 18 heures pour éviter toute insomnie.

- Si vous choisissez l'éleuthérocoque, voisine du ginseng, vous prendrez Élusanes éleuthérocoque® à raison de 2 à 3 gélules par jour, en continu, tout le temps de l'épisode de stress.
- Pour la rhodiole, la posologie est de 2 à 3 cuillerées à café de la plante en EPS dans un ½ verre d'eau par jour. Elle ne provoque pas de nervosité.
- Pour *Ganoderma*, vous pouvez le commander chez un fournisseur de champignons à effet thérapeutique (par exemple Mycoceutics®). Vous en prendrez 2 gélules par jour de 150 à 300 mg.
- Le *Withania* est commercialisé en France (par exemple, laboratoire Solgar) : vous en prendrez 1 gélule matin et soir ou selon les conseils du spécialiste.

Pour prévenir la fatigue musculaire

- Si vous prenez du ganoderme, vous agirez en même temps sur les douleurs musculaires et la fatigue à expression musculaire.
- Le traitement peut aussi se faire par des doses de teinture de quinquina (1:5) à raison de 20 gouttes dans 1 verre d'eau avant les 3 repas.

Avant des efforts rapides

- On associe une source de vitamine C comme le jus d'argousier, à raison de 1 cuillerée à café matin et midi, la teinture d'éleuthérocoque, 2 fois 50 gouttes, et 150 ml de jus de soja par jour.

Pour des efforts intellectuels

- Le mieux est d'associer le ginseng avec du *Withania*, du bacopa et de la rhodiole, à raison de 25 mg de chaque par gélule, 2 fois par jour.

Pour améliorer la perte de poids (ou contre la prise de poids)

- Prenez des comprimés de fenugrec (2 à 4 par jour), associés à la consommation d'infusion d'hibiscus-cynorrhodon (3 fois par jour) et de jus de soja ou d'infusion de maté (3 tasses par jour, mais pas au-delà de 17 heures pour ce dernier, ou préparez 1 litre d'infusion à consommer dans la journée jusque vers 17 heures).

Pour résister aux virus

- Mélangez dans un verre 15 gouttes de TM d'*Echinacea angustifolia* ou *E. purpurea*, 15 gouttes de TM d'*Eupatorium perfoliatum* et 15 gouttes de TM de *Viscum album*, à prendre 2 à 3 fois par jour.

Pour contrer une fatigue physique intense

- Prenez 1 cuillerée à café de poudre de maca avec 3 gélules à 100 mg d'extrait de *Withania.*

Les synergies entre plantes dynamisant les traitements

Tout vieux pharmacien ou herboriste le sait : ajouter de la **caféine** (ou un extrait de plante à caféine) à une autre substance augmente la biodisponibilité de celle-ci, c'est-à-dire l'optimisation de son utilisation par l'organisme.

Dans le cadre d'une dynamisation d'un produit comme la rhodiole ou le ginseng, il suffit d'ajouter 25 mg d'extrait de **kola ou de guarana** pour 100 mg de l'une des deux plantes citées. Cet effet passe par une action au niveau du foie, qui modifie plus rapidement les substances ingérées.

Le **poivre** agit de la même manière, et la médecine ayurvédique de l'Inde connaît bien ce processus. Il suffit d'en rajouter dans la nourriture.

Il en est de même pour le **gingembre** qui est à la fois tonifiant, anti-inflammatoire et un protecteur stimulant des fonctions hépatiques.

Parmi les plantes agissant sur le foie, l'une a un effet sur le fonctionnement de l'organe lui-même et en même temps agit contre la fatigue tout en étant dénuée de toute toxicité : il s'agit du **chardon-marie**. Un effet bénéfique est obtenu à partir de 4 comprimés de 70 mg chacun par jour.

Les boissons contre le stress

Le stress, physique en particulier, s'accompagne d'une déperdition d'eau et d'électrolytes (minéraux comme le magnésium, le potassium, le sodium, etc.). Il est donc important de s'hydrater pendant l'effort. Les boissons apportant de la vitamine C sont celles que l'on peut préférer, à condition d'utiliser le fruit pour fabriquer la boisson et de proscrire les boissons de reconstitution. On utilisera pour les jus : orange, citron, un mélange d'orange et de pamplemousse, argousier, pomme, mûres, framboises, concombre.

Pour mieux accepter son âcreté, vous pouvez mélanger le jus d'argousier avec 30 % de jus de pomme.

En revanche, méfiez-vous du pamplemousse car il bloque des enzymes hépatiques et risque de diminuer l'effet de certains médicaments.

Le café peut être combiné avec de la cannelle et faire une excellente boisson stimulante.

Le cocktail antistress

Composée de 1 cuillerée à soupe de sirop de rose, 250 ml de lait de coco et de glaçons, cette boisson est un excellent reconstituant.

Les tisanes reconstituantes

▪ La tisane à la cannelle

Comptez ½ bâton de cannelle, 1 pincée de thym, 1 anis étoilé, 1 pincée de thé noir par bol, et laissez infuser de 10 à 15 minutes. Buvez 2 tasses par jour.

▪ Le gingembre en poudre

Versez sur 1 cuillerée à café de gingembre 50 cl d'eau bouillante, laissez refroidir au réfrigérateur. Buvez froid 3 tasses par jour.

▪ Le sirop au quinquina

Mélangez 10 g de teinture de kola, 5 g de teinture de quinquina, 3 gouttes d'huile essentielle de citron, 500 ml de sirop d'agave, et versez 1 cuillerée à soupe de ce mélange dans un verre d'eau pétillante. À prendre matin et midi.

Les vins à consommer

Prenez de temps à autre 1 verre à liqueur : vin de cannelle (Malaga), vin de kola (avec noix de kola, écorce de quinquina) et l'inévitable vin chaud.

Prendre des calmants en cas de stress est-ce une solution ?

Il est souvent question de remédier au stress ou à la fatigue qu'il provoque en prenant des plantes sédatives. De même que prendre un antipyrétique lors d'une fièvre représente une mauvaise manœuvre – puisqu'on supprime un symptôme qui doit aider à trouver le bon traitement –, prendre une plante sédative en cas de stress est une erreur.

En prenant un sédatif, les effets nocifs d'un stress trop important peuvent être « cachés ». Et la personne ne sentira plus les signaux alarmants que lui envoie son organisme.

L'intérêt des plantes à effet sédatif

Toute bonne plante agissant sur le stress comporte un effet qui augmente la résistance et en même temps gère les manifestations de ce dernier. Donner un sédatif naturel se conçoit alors facilement lors d'une période de moindre stress ou de repos. Une plante sédative aura la particularité d'éliminer un excès de nervosité et d'anxiété, des palpitations, la sensation de jambes sans repos, et calmera l'obsession qui pousse à poursuivre un effort trop soutenu.

Ces plantes se divisent en deux groupes : les aromatiques et les non aromatiques.

Les plantes non aromatiques

- La **passiflore**, qui est calmante, agit en même temps sur les douleurs, en particulier sur les fibres nerveuses. Prenez de l'EPS de passiflore, 2 fois par jour, pendant environ 8 jours.
- L'**aspérule** a également un effet sédatif et se prend en infusion, à raison de 1,8 g dans 1 verre d'eau bouillante, plusieurs fois par jour.
- Une autre plante, peu connue sous nos contrées, est très utilisée au-delà de nos frontières : la **pivoine officinale**. On la prend en teinture mère, jusqu'à 30 gouttes, 3 à 4 fois par jour.

Les plantes aromatiques

Elles ont un effet sédatif léger, souvent suffisant pour aborder l'effort. Ce sont des plantes qui contiennent une molécule agissant sur le système nerveux central (le limonène). On en trouve, bien sûr, dans les essences des Citrus (citron, orange amère ou orange douce), mais aussi dans les huiles essentielles d'origan, de marjolaine et de lavande.

- La **lavande** se prend à raison de 1 goutte d'HE sur un morceau de sucre, 3 fois par jour, ou bien en application sur le poignet en association avec 1 goutte d'HE d'orange douce.

En cas de burn-out ou de fatigue extrême

Lors d'une période de décompensation, le système immunitaire n'est plus à même de compenser l'épuisement. Apparaissent alors les céphalées de tension, les troubles visuels de fatigue, la fièvre, les fractures de fatigue et les ruptures tendineuses, les plaies qui ne se referment pas. Plus graves encore seront les problèmes cardiaques avec troubles du rythme (arythmie) ou lésion coronarienne (infarctus), l'ulcère d'estomac ou duodénal, un état d'hébétement ou un trouble de la conscience, etc.

- Dans de tels cas, on peut prendre des adaptogènes stimulants, mais on réduira la dose précédente et on associera les effets de 2 plantes adaptogènes. C'est ici qu'interviennent les adaptogènes réparateurs – comme le soja, l'argousier, le fenugrec – et une alimentation fortifiante et facile à digérer à base de poisson, fruits de mer, viande blanche, œufs…
- Vous pouvez miser sur les huiles riches en oméga 3 et oméga 6, comme celles d'onagre, de lin, de soja, de perilla, de baies d'argousier… L'huile d'onagre, en traitement, se prend à raison de 2 à 3 fois 500 mg par jour, pendant au moins 1 mois. L'huile d'argousier, qui rétablit les troubles du rythme et cicatrise l'ulcère lié à un excès d'effort, se prend à raison de 3 g par jour. L'huile de poisson sauvage ou de krill de l'Antarctique, riche en oméga 3, dont l'EPA, et en acide gras polyinsaturé de type DHA (acide gras oméga 3 constituant en particulier les cellules nerveuses), peut être utile pour le système nerveux central à la dose de 500 à 750 mg par jour.
- Enfin, pensez à vous réhydrater avec des boissons contenant des électrolytes (sodium, potassium, calcium et magnésium, sels minéraux) et un peu de sucre comme indiqué dans le tableau suivant.

Top des eaux les plus équilibrées en fonction des électrolytes

Eau	mg/l	Calcium	Magnésium	Sodium	Bicarbonates	Sulfates
Badoit®	Potassium : 10	190	85	150	1 300	–
Contrex®	–	–	84	9,1	403	–
Courmayeur®	–	–	66	1	176	–
La Salvetat®	–	–	11	7	820	25
Quézac®	–	–	–	–	1 685,4	143
Rozana®	Silice : 97	301	160	493	1 837	230
San Pellegrino®	–	–	–	39	241,9	–
Conseils	–	–	–	Consommation devant être très limitée	Anti-âge Améliore l'équilibre acido-basique	–

Bon à savoir

Le sodium peut être utile en cas de déshydratation autant que les autres électrolytes, mais rester modéré en cas de troubles cardio-vasculaires avec hypertension ou œdème. Il est souvent en forte baisse chez des patients âgés sous antidépresseurs.

La force du drainage

L'élimination des toxines passe aussi par le foie, premier organe mettant nos toxines en conjugaison avec d'autres substances de l'organisme pour permettre l'élimination par les selles ou les urines.

En explorant les effets, même minimes, des plantes, la phytothérapie a découvert la notion de drainage, qui fait suite à la pensée ancienne du besoin d'élimination des humeurs « peccantes », c'est-à-dire viciées, de nos ancêtres. Celle-ci conduisait à la saignée, à l'élimination des selles au clystère et à la prise de plantes vomitives. Aujourd'hui, drainer consiste à éliminer les déchets du métabolisme par le foie, les reins et la peau.

- Le meilleur antitoxique du foie, qui est aussi défatigant, est le chardon-marie que l'on prend en extrait sec, à raison de 200 mg par jour, ou en teinture mère, à raison de 2 fois 50 gouttes dans une tisane de boldo qui stimule la vidange du foie et de la bile.
- Le nettoyage par les reins et le foie est obtenu par la prise d'une petite quantité d'extrait de feuilles d'artichaut, comme l'extrait fluide standardisé,

1 cuillerée à café dans un peu d'eau avant le repas de midi ou du soir.

- Pour la peau, le meilleur drainage se fait avec une tisane de pensée sauvage, à raison de 1,5 g pour 150 ml d'eau à infuser pendant 10 minutes. Associez-y une séance au hammam ou au sauna, ce sera un excellent moyen de purifier et de rebooster votre organisme, en libérant vos tensions (contre-indications : insuffisance cardiaque, hypertension).

LES INFECTIONS HIVERNALES

La défense face aux infections hivernales se fait tous azimuts contre de nombreux germes. L'immunothérapie y est aspécifique, c'est-à-dire qu'elle va stimuler la défense immunitaire contre n'importe quel germe : virus ou bactérie. D'après mon expérience de médecin phytothérapeute, il semblerait que ce genre de traitement aspécifique permette de limiter d'environ 75 % les risques de pathologies hivernales comme les rhino-pharyngites, les bronchites, les sinusites et la grippe.

- Le traitement standard est à base d'*Echinacea angustifolia*. L'Agence européenne du médicament (EMA) considère comme « bien établi » l'usage des échinacées dans « la prévention et le traitement des rhumes et des coups de froid ». Dans ce domaine, il ne faut pas utiliser de doses importantes, car il s'agit de mettre en place une information immunitaire pour l'organisme.

- Comme mélange, prenez *Echinacea* avec *Baptisia tinctoria* et *Eupatorium perfoliatum* en teinture mère : 10 à 25 gouttes de chaque dans 1 verre d'eau, à prendre le matin avant le petit déjeuner. L'efficacité de ce traitement dépend d'une prise quotidienne, sans fenêtre thérapeutique (donc en ininterrompu pendant 4 à 6 mois selon la longueur de la durée hivernale).
- Il est également judicieux de prendre du gui de l'aubépine (*Viscum crataegi)*, à raison de 25 gouttes par jour pendant un mois.

Ce type de traitement commencera avec les premiers froids et durera jusqu'à mars.

L'échinacée et l'herbe à la fièvre contre les infections et les refroidissements

L'herbe à la fièvre, ou *Eupatorium perfoliatum*, pousse spontanément à l'est des Plaines. Dans une expérimentation sur 53 patients souffrant de refroidissement, il s'est avéré que la plante avait le même effet que l'aspirine.

- Il est possible de la prescrire seule à raison de 30 gouttes de TM par jour à partir du début de l'hiver. Mais le plus souvent, on associe *E. perfoliatum* à *Echinacea.* En association avec l'indigotier sauvage (*Baptisia)*, à une dose de 10 gouttes de TM pour chaque, ces plantes permettent de faire face aux infections, bactériennes comme virales.

L'échinacée et le plantain total contre les bronchites chroniques

Si on aborde le terrain d'une personne qui a une bronchite chronique, c'est-à-dire au moins 3 mois par an et que cela dure depuis 2 ans, c'est le plus souvent une surinfection bronchique à bactéries qui l'attend. Dans ce cas, la meilleure combinaison est faite d'*Echinacea* et de plantain total (*Plantago major*).

- On associera la TM de ces 2 plantes à raison, respectivement, de 30 gouttes et 2 fois 50 gouttes selon la gravité de l'affection. L'échinacée sera immunostimulante et anti-inflammatoires, le plantain antiallergique, anti-inflammatoire, facilitant l'expectoration et enfin immunostimulant.
- Ce type de patient, en dehors du fait qu'il doit arrêter de fumer, souffrira aussi de son affection qui l'aura affaibli. On complétera l'immunité anti-infectieuse par une rehausse de son système de défense avec, soit une cure continue d'extrait de cassis (*Ribes nigrum*), soit une prise d'éleuthérocoque, au moins sur 3 mois.

COMMENT SOIGNER LA GRIPPE

La grippe est une infection causée par un virus (*Myxovirus influenzae*). Elle provoque des symptômes pénibles – des maux de tête, une toux non productive et une fatigue intense – mais elle guérit d'elle-même.

Elle peut être dangereuse en cas de faiblesse importante et de déshydratation chez les personnes âgées ou alitées, par exemple.

En cas de grippe, le premier réflexe devrait être le repos au lit, ou au contraire une vie au grand air, mais sans trop d'efforts musculaires.

Faut-il se protéger contre la grippe ?

Eh oui ! Mais il faut surtout se demander comment s'en protéger, puisque le vaccin mis à la disposition du public est plus ou moins bien réalisé à base de germes qui peuvent muter : le virus pris en considération est la souche virulente en Océanie l'année précédente, qui migre ensuite vers l'Europe. Pendant cette migration, le virus peut muter et ne plus correspondre à celui présent dans le vaccin. De plus, la fabrication elle-même laisse à désirer (même si la Haute Autorité de Santé (HAS) explique que le risque d'utilisation de l'hydroxyde d'aluminium est moins dangereux que le fait de ne pas se faire vacciner), et pourrait être la cause d'autres ennuis de santé, tels des troubles neurologiques.

Le vaccin homéopathique a une activité faible, puisqu'il est sous une forme très diluée selon les normes de l'homéopathie, mais aussi parce que sa prise peut être oubliée.

Le traitement préventif contre la grippe

Le phytothérapeute propose une stimulation aspécifique (non centrée uniquement sur la grippe) comprenant un mélange de plantes en teinture mère : **l'échinacée** (*Echinacea*), **l'indigotier sauvage** (*Baptisia tinctoria*) et **l'herbe à la fièvre** *(Eupatorium perfoliatum)* à une dose faible de 10 gouttes de chaque dans le même verre, chaque matin avant le petit déjeuner, en général de mi-novembre à mars.

- Si la grippe ne s'est pas encore déclarée avant mars, il est judicieux de continuer cette cure jusqu'à fin mars. Ce n'est pas le froid qu'il faut redouter mais un redoux ou un temps humide.
- Pendant la période de grippe, la limitation des contacts voire le port d'un masque individuel devraient être de règle. Se laver les mains avec un produit spécifique en cas de déplacement dans les lieux de collectivité (transports, écoles, administrations…) devrait aussi être la norme.
- Comme ce type de traitement est aspécifique, et non uniquement pour la grippe, il peut être pris en plus d'une vaccination et a une action sur d'autres refroidissements hivernaux.

Le traitement de fond en phytothérapie

Quand la grippe frappe à la porte, la bonne vieille vitamine C reste le stimulant le plus naturel de l'immunité individuelle. Le plus simple serait non de prendre des oranges mais des citrons (plus vite assimilés par l'organisme) : le jus de ½ citron par jour dans un peu d'eau peut suffire.

Cependant, chacun peut se prévenir du mal en prenant une forme liquide de vitamine C :

- le **jus d'argousier,** à raison de 1 cuillerée à café de jus pur par jour ;
- une tartinade de **baies d'églantier (cynorrhodons) :** 1 cuillerée à café, 1 à 2 fois par jour ;
- le fruit du **lyciet de Barbarie** plus connu sous le nom de **« baies de goji »,** à raison de 1 cuillerée à soupe par jour ;
- éventuellement de l'**acérola,** une petite cerise d'Amérique du Sud à forte teneur en vitamine C naturelle. Mais il faut savoir que les concentrations des préparations varient beaucoup.

Quelle que soit la méthode employée, la dose journalière recommandée en vitamine C est de 75 mg, ce qui correspond à nos besoins journaliers en condition normale.

- En préventif, il est possible de doubler ou tripler cette dose. Surtout, ne vous fiez pas aux étiquettes dans le cas d'un produit non contrôlé par le circuit pharmaceutique, car le fabricant peut rajouter de la vitamine synthétique. En pharmacie ou en magasin bio, demandez conseil au vendeur spécialisé.
- Par ailleurs, il faut savoir que dans un fruit la vitamine C est toujours présente sous forme de provitamine C, qui a dans l'organisme un effet retard, le temps de se transformer en vitamine C active. En

absorbant un fruit, vous bénéficiez aussi d'autres substances intéressantes pour la lutte immunitaire (tanins, flavonoïdes, etc.) :

- Le **citron contient 65 mg pour 100 g de vitamine C.** La consommation de ½ citron à 1 citron entier en jus peut remplir cette fonction et suffire à apporter la dose préventive en vitamine C. Les apports journaliers recommandés (AJR) sont de 60 mg pour un adulte.
- Une **préparation à base d'échinacée** (en teinture mère) peut être prise aussi à ce moment-là. Mais nous ne sommes plus ici dans la prévention. Il s'agit de stimuler l'organisme à travers la surrénale : la posologie monte donc au moins à 50 gouttes du mélange échinacée-églantier, matin et soir, de novembre à mars (ou du début de l'hiver au mois de mars).

Intéressez-vous à votre tension en cas de grippe

Avec la grippe, trois symptômes sont gênants : le mal de tête, la toux et une faiblesse du corps entier qui correspond à un effondrement de la pression artérielle. Chez un patient médicamenté contre l'hypertension, il faut même se demander s'il est impératif de continuer à prendre ses médicaments, puisque le sujet grippé voit une baisse naturelle de sa tension.

- Attention donc, si votre tension baisse, un médicament s'impose : **l'éleuthérocoque**, la plante adaptogène proche du ginseng. Prenez 2 cuillerées à café d'EPS d'éleuthérocoque (à commander en pharmacie) le matin jusqu'à amélioration, afin de vous sentir moins chancelant.

Bon à savoir

La majorité des immunostimulants connus n'agissent pas sur la toux : prendre une plante immunostimulante comme antitussif n'a donc aucun intérêt.

COMMENT AUGMENTER LA DÉFENSE DE L'ORGANISME EN CAS D'ALLERGIE ?

L'allergie est une mauvaise orientation du système génétique, qui oblige l'organisme à se défendre contre quelque chose qui est pourtant bien supporté par d'autres. Il n'y a pas de vrai traitement qui puisse augmenter la résistance de l'organisme vis-à-vis d'un allergène. Ce qui se pratique dans certains cas, c'est la prise d'immunosuppresseurs car l'allergie est une réponse de renforcement de l'organisme de manière exagérée. Si on diminue la réaction de l'organisme, on diminue la réaction allergique. La prise des immunosuppresseurs n'est pas sans danger pour l'organisme. Le seul moyen est d'utiliser des plantes qui diminuent les réactions allergiques. Parmi elles, certaines augmentent la sécrétion de cortisone naturelle en stimulant les surrénales. D'autres interviennent par des acides gras insaturés (oméga 3 et oméga 6, etc.).

Les plantes qui luttent contre l'allergie

Elles ont le pouvoir de s'opposer à l'allergie elle-même ou d'en diminuer les effets. L'échinacée qui agit en stimulant la surrénale n'a pas d'effet antiallergique. C'est une autre plante, proche des adaptogènes vus précédemment, le cassis (*Ribes nigrum*), qui augmente les défenses de l'organisme et peut diminuer les effets de l'allergie.

Le cassis

Les feuilles de cassis peuvent fournir un traitement de fond : pris de manière régulière, tous les jours, il diminue le nombre et l'intensité des récidives.

- Il est possible de prendre de la teinture de cassis (75 gouttes par jour) ou de l'extrait fluide standardisé (1 à 2 cuillerées à café par jour) ou encore de macérat glycériné de bourgeons (40 à 60 gouttes pendant un à plusieurs mois selon la pathologie à traiter). Ces préparations sont vendues en pharmacies ou herboristeries.

La réglisse

Second antiallergique intéressant, la réglisse agit rapidement sur un œdème, en particulier de la sphère ORL, ou un asthme. Cette plante, dont on utilise la racine, est aussi appelée « le secret des Scythes ». En effet, elle limite la fatigue et permet de lutter contre la soif. En association avec le lait de jument, elle permettait aux Scythes dès le Xᵉ siècle avant J.-C. de traverser les déserts sans boire. La réglisse, stimulant de l'organisme, ne peut cependant être utilisée que sur une courte période, car elle peut entraîner une hypertension non régressive.

L'intérêt des acides gras polyinsaturés

Les acides gras polyinsaturés, oméga 3 et oméga 6, sont des graisses indispensables à l'organisme. Les oméga 3 se trouvent dans l'huile des graines de lin, l'huile de chanvre, les graines de chia, les graines de citrouille, les huiles des poissons gras et l'huile de krill. Les oméga 6 se trouvent dans les huiles de bourrache, d'onagre, de cassis et de chanvre. L'organisme humain a un besoin journalier de 1,5 g d'oméga 3 et de 4 g par jour d'oméga 6. Ces oméga 3 et 6 entrent dans le métabolisme de l'inflammation et permettent à la fois d'agir sur l'allergie mais aussi sur les structures des cellules nerveuses. Ce qui montre à nouveau l'interdépendance entre le système nerveux, le système de l'inflammation et la défense de l'organisme.

L'exceptionnelle huile de perilla

La feuille de la perilla, ou « shiso » japonais, sert à agrémenter les sushis. À partir de la graine, on obtient une huile, à partir de la feuille, une huile essentielle. C'est la plante qui contient le plus d'oméga 3 : 66,2 % d'acide alphalinolénique, 6,13 % d'acide linoléique et 13,1 % d'acide oléique (oméga 9). Elle a une action sur l'eczéma, la rhinite allergique et l'asthme, et, par ailleurs, un effet anti-inflammatoire et une action sur le système nerveux central. Bref, elle agit sur l'organisme en entier.

- En traitement de fond de l'allergie, quelle qu'elle soit, prenez un traitement à base d'extrait de cassis (voir p. 150) et l'une des huiles citées, à raison de 1 ou plusieurs capsules de 300 mg, 1 à 2 fois par jour.

L'huile de nigelle

L'huile de nigelle est une huile comestible qui, prise à raison de 1 à 2 cuillerées à café par jour, diminue la réactivité allergique. Ce type de traitement n'élimine pas toute allergie mais réduit la survenue de crises gênantes.

LES MALADIES AUTO-IMMUNES

Les maladies auto-immunes augmentent en nombre tous les jours car les spécialistes découvrent régulièrement la cause auto-immune de maladies dont l'origine était mal connue. Ce sont pour la plupart des pathologies où l'organisme est le seul responsable par la production d'éléments de défense immunitaire inutiles ou qui reconnaissent un caractère étranger à un tissu normalement présent. Le traitement de ce type de pathologie dépend justement des éléments « anormaux » qui entrent en ligne de compte.

Actuellement, le traitement classique repose sur des anti-inflammatoires qui diminuent la défense immunitaire. D'autres agissent sur les substances naturelles du corps, au risque d'affaiblir l'ensemble de l'organisme.

Ces médicaments ont des avantages avec des résultats efficaces sur la douleur, la limitation des mouvements articulaires, les déformations osseuses, mais également des inconvénients d'emploi. Ils présentent, par ailleurs, un coût très élevé et un potentiel d'effets secondaires sérieux. Parmi les effets indésirables possibles, notons en particulier une réduction des défenses immunitaires contre certaines infections.

La phytothérapie dans le traitement des maladies auto-immunes

Le traitement par phytothérapie consiste en l'administration de griffe-du-diable et autres anti-inflammatoires, d'huile de poisson ou de krill, d'huile d'onagre, de lin ou de perilla, de curcumine, d'extraits d'encens, de myrrhe, mais aussi de salsepareille, d'échinacée et de plantes adaptogènes d'Orient.

Comment agissent ces substances ?

- Anti-inflammatoires : griffe-du-diable et plantes à salicylés.
- Stimulants de la surrénale : échinacée, cassis.

- Modificateurs de l'immunité par les acides gras polyinsaturés : huiles de plantes ou de poissons comme l'onagre, le lin, la bourrache, la perilla, ou le krill et les poissons gras dont le saumon.
- Des anti-TNF-α, un responsable de l'inflammation (voir chapitre 1) : curcumine, myrrhe et encens.
- Immunomodulateurs : salsepareille, ginseng, plantes adaptogènes.

Comme toute maladie auto-immune est différente, avec des lois d'évolution propres, nous n'indiquerons pas ici de dosage. Chaque traitement qui peut être une combinaison de médecine conventionnelle et de biothérapie nécessite l'attention et l'évaluation d'un médecin spécialisé.

La phytothérapie obtient d'excellents résultats qui, s'ils ne sont pas comparables aux immunosuppresseurs par exemple, n'ont pas non plus les risques que comporte un traitement qui déclenche de nouveaux symptômes, distincts de ceux censés être soignés.

Comment utiliser l'échinacée dans une maladie auto-immune ?

Si l'on veut utiliser une préparation d'échinacée comme antistress ou pour stimuler la surrénale, il faut prendre la plante entière ou, mieux encore, les parties aériennes. Elle contient l'échinacéine et ses dérivés qu'il est quasiment impossible de synthétiser en laboratoire. En prenant celle-ci, on stimule la surrénale et on obtient une augmentation de sécrétion de cortisone naturelle par l'organisme. C'est ainsi que l'échinacée stimule la défense antistress du corps. De plus, cette substance peut être utile dans les affections auto-immunes (comme le lupus[66]). Dans ce cas, elle est un adjuvant au traitement de ce type de maladie, non pas son remède majeur.

- Dans ce type de traitement, il faudra donner une dose d'au moins 3 g par jour. Prise en continu, l'échinacée réduit fortement la survenue du psoriasis, une maladie de peau avec des squames, qui s'inscrit dans le groupe des « rhumatismes[67] ».
- Cette plante a peu d'effets secondaires, et est quasiment sans contre-indication. Ce sera au médecin de savoir s'il convient de la prescrire en cas de maladie auto-immune ou de cancer. Tout en renforçant l'organisme, elle pourrait en effet affaiblir l'effet des médicaments anticancéreux.

UNE BONNE HYGIÈNE DE VIE

Parmi les facteurs d'infection et d'atteinte de notre immunité, l'hygiène corporelle revêt une grande importance. Celle-ci doit être effectuée tous les jours avec de l'eau et du savon. Elle doit comprendre le nettoyage du cuir chevelu et des cheveux au moins tous les 2 jours, et quotidiennement celui des plis de l'aine et des aisselles, ainsi que les parties génitales et anales.

Les soins dentaires doivent aussi être fréquents à tout âge. De nombreuses infections prennent leur origine dans la bouche des enfants ou des personnes du troisième âge.

L'affection la plus fréquente liée à l'hygiène est l'apparition de champignons dans les endroits humides du corps. Les extrémités sales contribuent de manière importante à une infection par mycose des ongles des doigts et des orteils, mais aussi des panaris (infection de la peau et du tissu sous-cutané des doigts). Elles sont fréquentes chez les jeunes qui portent des baskets et chez les personnes plus âgées qui ont des chaussures de sécurité où les pieds « macèrent » durant une longue période.

Toute plaie doit être rapidement désinfectée, et la vérification du vaccin antitétanique doit être systématique.

N'oubliez pas non plus les risques de transmission de virus par des mains sales, qui provoquent des gastro-entérites et favorisent une épidémie de grippe.

L'hygiène des parties intimes doit enfin être minutieuse afin d'éviter toute transmission de maladie sexuellement transmissible, de l'herpès, du sida, des papillomavirus.

Modifions notre rythme de vie !

Le premier remède contre le stress et l'hyperactivité générés par le mode de vie moderne consiste à mieux s'organiser, c'est-à-dire à répartir ses tâches quotidiennes dans le temps, en s'accordant des moments de relaxation, en se reposant, en prenant du recul, en n'accumulant pas trop de tâches différentes. Ce n'est pas toujours évident, surtout lorsqu'on connaît l'importance du sommeil et les méfaits de son altération dus aux saisons, à la lumière, au climat.

La plus grande difficulté est de gérer les temps de travail et les moments de repos. La gestion du temps peut s'apprendre lors d'une psychothérapie afin de reconnaître l'importance que cette démarche mérite vraiment : c'est un travail de méditation mais surtout un travail sur la notion de territoire (moi et les autres).

L'une des armes les plus importantes pour sauvegarder son immunité et son unité est de doser ce qu'il est important de faire, pour soi-même. Évaluer froidement et mettre en balance ce qu'on en tire et l'engagement qu'on y met : temps, effort, qualité de vie. Tout en sachant aussi faire des concessions. Il n'y a rien de plus faux que de travailler à contrecœur pour quelque chose qui ne nous satisfait pas.

L'hygiène du corps ne va pas sans l'hygiène mentale. Il est judicieux de respecter ce que notre organisme nous permet de faire sans tomber dans des travers par excès. Par ses mécanismes complexes, il nous permet de faire face à de nombreuses petites épreuves. Les plantes médicinales nous permettent d'augmenter nos efforts et d'en limiter les effets néfastes. Il aura fallu redécouvrir ce que peut-être nos ancêtres savaient déjà.

LE RÔLE DE LA NUTRITION DANS L'IMMUNITÉ

Il faut distinguer d'emblée allergie alimentaire, intolérance digestive et difficulté digestive.

- Dans l'allergie, l'organisme reconnaît une substance comme un corps qui lui est étranger et qu'il faut rejeter.
- Dans l'intolérance digestive, la digestion d'une substance est difficile, souvent par manque d'enzyme ou par l'irritation du tube digestif qu'elle entraîne.
- Dans la difficulté digestive, une ou plusieurs fonctions de l'intestin sont inopérantes par mauvais fonctionnement du tube digestif ou par l'état indigeste d'une substance (champignons, cellulose, fibres, etc.).

Les difficultés digestives

Une difficulté digestive provoque des douleurs d'estomac, des gonflements du ventre (ballonnements) ou même de la diarrhée et vient de ce qu'une personne fait une consommation excessive d'un aliment ou en ingère un qu'elle digère mal (par la présence de tanins, d'alcaloïdes, etc.). Un tanin par exemple sera astringent, c'est-à-dire qu'il provoquera un tannage (transformation d'une peau crue ou d'une muqueuse, raide et putrescible, en deux matières souples et imputrescibles) de la muqueuse intestinale. Les alcaloïdes contenus dans les poivrons, les aubergines, les tomates et autres solanacées, agissent sur le système nerveux présent dans le tube digestif, d'où des nausées et malaises. Les aliments surgras passent difficilement et génèrent des diarrhées. Quant aux aliments trop protéinés, ils ralentissent la digestion, tandis que les produits sucrés à l'extrême donnent des remontées acides.

L'intolérance digestive

Elle génère à peu près les mêmes problèmes. La différence tient à ce qu'elle est due à un aliment spécifique ou à un groupe de molécules. Il y a alors incompatibilité entre la muqueuse gastrique ou intestinale et la structure des molécules. Il ne s'agit pas d'allergie, car la substance n'étant pas digérée elle ne fait que végéter dans le tube digestif, provoquant un malaise. Dans une allergie, en revanche, il y a un rejet massif vis-à-vis d'un élément. Ce rejet est actif, car l'organisme dépêche contre cette substance des médiateurs de l'allergie. La réaction allergique se fait souvent à distance, comme pour l'urticaire. Dans l'intolérance digestive, appelée par abus de langage « immunonutrition », l'immunité, en réalité, n'intervient pas.

L'intolérance au gluten, ou maladie cœliaque, est une maladie chronique de l'intestin due à la consommation du gluten, une substance protéique insoluble. Les deux protéines principales en sont la gliadine et la gluténine, qui sont insolubles et rendent la farine visqueuse et élastique. Il existe des réactions entre le gluten et les replis ou villosités de l'intestin, qui abîment ces structures de la muqueuse. À partir de là, s'installent des troubles par manque d'absorption de ce qu'apporte la nourriture.

Pour l'instant, il n'existe pas de vrai traitement, hormis l'éviction des aliments contenant du gluten (pain, pâtes, graine de couscous, gâteaux…).

Dans l'intolérance au lactose, il n'y a pas d'allergie non plus. Il s'agit d'un défaut d'enzyme, appelé « lactase ». Le lactose n'étant pas digéré, il provoque des troubles digestifs (ballonnements, digestion lente, diarrhée, etc.).

L'allergie alimentaire

En revanche, l'allergie au lait est due à la présence d'un élément allergène, le plus souvent l'une des protéines de lait, qui suscite une réaction immunitaire avec des troubles plus complexes. Fréquente chez l'enfant (2 à 3 % des petits), elle peut disparaître avec l'âge (vers 3 ans). Aux diarrhées chroniques et abdominales s'associent d'autres manifestations allergiques comme l'eczéma, l'urticaire, voire l'œdème de Quincke.

Comment se débarrasser d'une allergie alimentaire ?

Le plus souvent, il faut supprimer l'aliment en cause, sachant que de telles protéines (ou le lactose) n'existent pas que dans le lait.

Ensuite, il faut choisir des éléments faciles à digérer : crevettes (il existe pourtant une allergie aux crustacées), poissons, aubergines, concombre, petits pois, pistaches, fruits rouges, kiwi, poire, abricot, yoghourt (se rappeler qu'il peut y avoir une intolérance au lactose ce qui n'est pas une « allergie »)…

D'autres aliments ou condiments facilitent la digestion : la ciboulette, l'aneth, le poivre, le citron, la menthe, le raifort, la rhubarbe, les algues séchées japonaises (nori, kombu, wakame, hijiki), la marjolaine, le serpolet. Abusez-en !

Quelle boisson privilégier ?

Il n'y a pas en Occident de boisson qui puisse stimuler notre immunité comme peuvent le faire les plantes immunostimulantes et leurs mélanges. Les seules qui vont dans le sens de l'immunostimulation sont des préparations ayurvédiques (médecine traditionnelle indienne) que l'on connaît sous le terme générique *arishta*. Ainsi, utilise-t-on le shirisharishta, un remède à base d'albizia (arbre de soie, ou acacia de Constantinople) fermenté, mélangé à d'autres substances actives comme le curcuma, le gingembre ou encore la cardamome. Ce type de remède nécessite un savoir et des ustensiles permettant la fermentation, qui ne peut pas se faire à domicile.

Sous nos latitudes, les plantes qui ont un effet sur l'allergie alimentaire sont l'huile de nigelle, la tisane de matricaire ou encore la teinture mère de souci (*Calendula*). Mais elles ne règlent le problème que momentanément.

LA MISE EN JEU DE NOTRE CAPITAL PSYCHIQUE : LES RESSOURCES EN NOUS

La défense de l'« individu » par le renforcement de son psychisme

De la naissance à l'âge de 2 ans, le nourrisson est attaché à la personne qui s'occupe de lui. En général, il s'agit de la femme qui l'a nourri au sein ou au biberon. C'est le stade de la bulle primitive jusqu'à 6 mois, avec la chaleur des tétés, période où se forment la tête, tout comme la psychologie initiale de l'enfant qui impose ses premières volontés. Il est impulsif et sera marqué plus tard par cette impulsivité : il se pliera ou sera revendicateur.

À partir de cet âge et jusque vers 2-3 ans, il entre dans la matrice fusionnelle où compte le corps de l'autre (de l'être nourricier) avec sa chaleur. Il conforte le droit à être materné et sa place auprès de la mère. Il s'aperçoit également qu'il occupe une place qui pourrait lui échapper. Se forment alors les muscles de la tête ou du cou.

La construction psychique passe par l'acceptation ou le rejet, par la vulnérabilité ou la forte attache avec la matrice. Ce stade s'accompagne d'une angoisse plus ou moins importante. À certains moments, l'enfant gagne une autonomie qui dépend de ses capacités techniques : il arrive à prendre en main une cuillère, à remplir un verre, à boutonner un vêtement.

Par la suite, ses envies et ses capacités seront confrontées au monde environnant. Il doit réussir à coexister avec les autres, à se faire admettre et à occuper sa place. Il renforce sa musculature thoracique : le souffle dans l'effort et la course, la force de la voix. Le risque ici est l'impuissance, alors que sa présence au monde relève de sa puissance. La puissance et l'impuissance (ou non-puissance) dépendent de l'individu, avec le bagage qu'il a à sa naissance, mais également de la façon dont il va évoluer dans le monde où il devra s'affirmer. Les psychothérapeutes reçoivent le plus souvent les patients au stade de trouble de la puissance ou quand une impuissance ou incapacité les empêchent de progresser ou de résoudre des problèmes.

Nous avons vu que le corps peut subir de nombreuses attaques et doit utiliser son système de défense immunitaire. À cet égard, le renforcement de l'« immunité » mentale est lui aussi important. Il arrive parfois que la guerre, la vie dans un environnement difficile (montagne, région isolée, à climat rigoureux, etc.) renforcent un individu. Au sortir de sa jeunesse, une autre vie l'attend, mais malgré tout, malgré un corps robuste, une fragilité psychique demeurera. Les méthodes que nous allons évoquer font fusionner corps et esprit, dans un être acquérant son immunité somatique et son pendant psychique.

Les sources de l'individualité

La première source psychologique de notre entité et identité immunologique est notre appartenance à la bulle d'un individu (le plus souvent celui d'un des parents ou à la famille), puis à un groupe social de référence et de protection.

L'origine de ma protection

Mes parents, puis
Ma famille, puis
Mes copains, puis
Ceux qui partagent mes goûts (sports, loisirs, lecture, etc.), ma religion, etc.
S'y rajoute, mais avec une dimension affective, mon partenaire.

Cette structure sociale peut être déficiente par :

- absence des parents, du père ou de la mère ;
- indigence de la présence du père : père inconnu, père décédé, père qu'on ne rencontre jamais ;
- indigence de la présence de la mère : mère absente ou morte[68,69] ;
- figure atone d'une mère qui imprègne le destin de son enfant[70], par une carence affective ;
- absence d'un frère ou d'une sœur, ou encore grande différence d'âge avec eux contribuant à l'absence d'une ligne directrice et de sécurité par le frère ou la sœur ;

- indigence des copains : la non-acceptation par le groupe, la timidité envers un groupe non rassurant, le rejet par les autres, les harcèlements, les dénigrements ;
- dissolution d'une relation affective.

Restent ensuite les phases de vie qui suivent l'âge des études : l'âge de la fréquentation des collègues et puis l'âge de la matrice affective quand on trouve son compagnon de vie et notre autre moi sexuel ou parèdre sexuel. Non seulement notre mode d'aimer est bien reçu et partagé, mais en plus notre expression sexuelle est acceptée par l'autre.

Avec les collègues, nous partageons les difficultés de la vie au travail et des joies en dehors du travail. Nous sentons notre indépendance et notre puissance. Lorsque cela ne fonctionne pas ou s'arrête de fonctionner, nous tombons dans un état de dévalorisation par rapport à l'ensemble de la société.

L'immunité psychologique

En général, lorsque nous intégrons un groupe sociétal ou formons un couple, l'immunité psychologique est en place. Mais des déceptions peuvent détruire l'indépendance, entraîner une humeur dépressive voire la dépression, ainsi que l'évitement. Le besoin des autres peut entraîner une telle dépendance envers eux, qu'à défaut d'être satisfaite elle risque d'évoluer vers un plaisir qui ne s'exprime que dans la douleur (masochisme[71]).

Dans la matrice affective (le couple), il y a un détachement du soi par rapport aux autres, avec la rencontre de mon *anima/animus* (dans la conception jungienne), celle ou celui qui, sans que je le sache, est la personne de l'autre sexe qui me ressemble et m'habite. Pour illustrer ce propos, souvenons-nous du début de ce poème de Verlaine :

« Je fais souvent ce rêve étrange et pénétrant
D'une femme inconnue, et que j'aime, et qui m'aime
Et qui n'est, chaque fois, ni tout à fait la même
Ni tout à fait une autre, et m'aime et me comprend… »

Le stade de la matrice affective donne à l'être humain le sentiment du droit d'aimer et de partager une intimité. Là se pose une difficulté selon la manière dont on a évolué dans les phases précédentes. C'est notre caractère et les expériences vécues précédemment qui vont déterminer l'harmonie du couple ou le besoin de dominer ou de subir.

Le mauvais fonctionnement de la bulle affective peut rendre égoïste ou dépendant à l'excès, voire mettre l'individu dans un état de carence affective ravivée par des carences de l'enfance. Dans un couple, chacun aime l'autre mais en réalité pour lui-même. D'où le déchirement de la personnalité quand l'autre n'est plus dans la situation amoureuse initiale et refuse le partage amoureux.

Lors de l'âge mûr puis de la vieillesse, l'être humain se détache du groupe environnant pour entrer dans une phase créative et une phase mystique. Peindre, écrire, jouer du piano, etc., sont des activités qui ne sont pas obligatoirement partagées. Au début, la considération des autres est gratifiante, mais petit à petit l'esprit créatif prend le dessus. Que peut-il se passer ? Un manque de succès (s'il est recherché) peut entraîner l'évitement des autres et un retranchement dans certaines addictions (alcool), un monde imaginaire ou encore le mysticisme. L'agressivité ou le repli sur soi est à ce moment-là notre système de défense.

La détermination du territoire de notre immunité mentale

Immunité signifie en psychologie « le territoire que nous devons défendre ». Comment donner une image de ce territoire dans le vécu ? Si nous étendons les bras à l'extrême et tournons sur nous-mêmes, nous définissons une aire qui représente notre être et notre territoire vis-à-vis des autres. Peuvent y pénétrer ceux que nous acceptons. À la limite du territoire, mais pas à l'intérieur de lui, viennent les membres de notre famille, les amis et les personnes qui nous sont chères. En diminuant la surface de territoire, l'être accepté se rapproche de notre centre, mais il n'entrera pas dans le jardin secret et s'éloignera après l'étreinte. Quand il y a une relation fusionnelle, l'un des personnages (ou les deux) ouvre trop son territoire à l'autre : ce n'est pas une situation saine et cela se termine souvent par un état de crise. La meilleure des relations est celle où il existe une certaine complicité avec eux. Au-delà de notre territoire, se situent les collègues et les copains ; un peu plus loin, ceux que nous rencontrons avec plaisir ; puis de plus en plus loin, « les autres », ceux que nous ne rencontrerons jamais.

L'exercice autour de ce territoire, qui est en réalité une bulle, permet d'évaluer la distance psychique qui nous sépare des autres. Nous réussissons aussi, dès ce moment-là, à comprendre pourquoi telle ou telle personne est gênante ou au contraire agréable gardant ses distances. Si quelqu'un s'approche trop de soi, on le ressent : notre immunité nous demande de le tenir à distance. L'exercice permet aussi de résister avec plus de force contre celui qui empiète sur notre territoire.

Un autre apprentissage psychothérapeutique nous permet alors de rejeter l'intrus. Le travail sur la bulle permet de trouver une nouvelle dimension qui renforce notre immunité dans laquelle nous nous sentons bien. Mais n'oublions pas, non plus, que cette bulle varie selon les cultures.

La défense de l'« individu » par le renforcement de la structure psychique

Comme nous l'avons vu, chaque individu passe par des stades plus ou moins précoces ou retardés dans la vie. À chaque stade, il y a ce qu'il apporte avec lui-même et offre au monde et ce qu'il en reçoit, ce que ce monde l'oblige à vivre. La vie peut être rapidement très agréable ou pénible. Et chaque stade peut être comblé de joie et de jouissance ou, au contraire, chargé d'épreuves et de douleurs autant morales que physiques. À chaque moment de la vie correspond un âge dans la vie et, bien sûr, une évolution de l'organisme qui permet de répondre à ce qui survient comme nouveauté. Malgré une apparente pénibilité, le ronron de la vie quotidienne peut être supportable. Et le moindre changement dans la routine peut nous perturber.

L'échafaudage de l'inconscient

Tout au long de son développement, chaque individu apporte à la vie son être corporel et son bagage génétique, mais aussi ce dont il hérite psychologiquement de ses ancêtres. Chaque jour, il vivra selon ses envies mais aussi et surtout selon le cadre qui lui autorise un développement indépendant ou, au contraire, l'oblige à suivre une vie toute tracée selon les critères sociaux, politiques et religieux.

Chaque jour, la lutte pour la vie, le mode de vie et les circonstances lui forgent un modèle personnel de « réactions » à ce qui l'entoure. Cette confrontation entre la vie et le vécu doit lui permettre d'élaborer une colonne vertébrale psychique, qui sera son mode de défense. Sa dimension structuro-fonctionnelle est, si l'on peut s'exprimer ainsi, une tour névrotique harmonieuse. Celle-ci renferme son inconscient propre. En face d'une problématique, l'être humain a les moyens psychiques de répondre selon ses *desiderata*, et en souffrant le moins possible. On peut essayer d'avoir une idée de ce lieu : c'est comme une maison avec des chambres, mais les escaliers qui mènent de l'une à l'autre sont imperceptibles. Dans la vie courante, l'individu passe, selon ses besoins, d'une chambre à l'autre, sans se soucier des lieux de passage. Quand l'édifice est ébranlé par un événement non encore connu, il ne sait plus comment aller d'une chambre à l'autre et se perd dans des escaliers invisibles. C'est là qu'apparaît l'angoisse, puis les autres troubles selon la façon dont l'individu s'est formé (névrose, psychose, états intermédiaires ou limites, perversion, etc.). Il se retrouve alors dans « Le Château » avec l'angoisse indicible du maître arpenteur de Kafka[72].

Renforcer l'étage structuro-fonctionnel n'est pas aisé, mais grâce à la psychothérapie, il est possible d'y accéder et de mieux l'orienter ou de créer une meilleure barrière de défense.

La cuirasse caractérielle

Il serait illusoire de penser que l'homme n'est que « pensée ». Comme l'a bien décrit W. Reich (1897-1957)[73], l'homme possède une cuirasse caractérielle (*character armor*) qui correspond à la globalité des attitudes caractérielles qu'un individu développe comme « défenses » pour ne pas être emporté par sa dimension émotionnelle. L'homme navigue à tout moment entre le laisser-aller et la maîtrise. Dans sa cuirasse musculaire, il éprouve ses choix et ses obligations qui le contraignent à la contraction ou à la décontraction. Normalement, cette cuirasse est intégrée de manière harmonieuse entre le corps et la psyché, et doit permettre de répondre sans accroc à toute situation.

Si, pendant des années, un enfant est battu et a l'habitude de baisser la tête et de se protéger avec les bras pour esquiver les coups, sa psyché et sa musculature gardent ces gestes en mémoire. Longtemps après, un mouvement qui y ressemble peut faire ressurgir le drame peut-être oublié de ces coups. Cette cuirasse est un rempart, comme peut l'être la peau contre les germes, dont la fonction est de maintenir l'intégrité de la personne face aux interdits et menaces qui brident ses envies et pulsions.

À ce rempart, s'ajoute un phénomène bien humain : la station debout. L'homme qui se respecte est celui qui fait face. Il fait front et pour cela se redresse. La verticalisation, la droiture de la colonne vertébrale font partie du maintien de sa dignité.

Entreprendre la démarche d'une psychothérapie

Lorsque l'on propose une psychothérapie à quelqu'un, la réponse la plus fréquente est la négation de l'existence d'un problème de type psychique. Devoir rencontrer un psychiatre ou un psychologue est souvent vécu comme un état d'infériorité. Le monde a cependant changé depuis cinquante ans, et, au contraire d'un refus, il arrive que la personne « saute » sur cette opportunité.

La première démarche sert le plus souvent à parler, à vider son sac, à se décharger des problèmes qui nous oppressent. Il est en effet fondamental de pouvoir, en un lieu donné, socialement accueillant, exposer ce qui devient intolérable.

La psychothérapie la plus classique est faite de ce type de « déballage », en apportant à chaque nouvelle séance des corrections en fonction du vécu. Ce genre de thérapie soulage, même si elle est très limitée dans le temps. Le temps chez le psychiatre est compté, à moins que ce ne soit une technique pour provoquer une réaction du patient (Lacan).

Trop de psychiatres, surtout en France, relèvent de l'école psychanalytique. La psychanalyse n'étant pas possible chez tout le monde, on se contente d'une psychothérapie classique selon le modèle enraciné sur un cadre immuable, un psychiatre toujours égal à lui-même, avec des durées déterminées de consultation.

Trop peu de psychiatres admettent de nouveaux modes comme l'EMDR (intégration neuro-émotionnelle par les mouvements oculaires)[74], la pleine conscience (ou *Mindfullness*)[75], la thérapie par la Gestalt[76], etc.

L'EMDR utilise une reprogrammation de l'émotionnel grâce à une rythmique que suit le patient. Certains la comparent à l'hypnose. La pleine conscience est une attention juste ou présence attentive qui réduit le stress. La Gestalt-thérapie, ou Gestalt, signifie « forme », mais surtout « stature, positionnement ». Elle mobilise la dynamique relationnelle et, surtout, sort le mental de l'imagination et le replace dans la réalité des choses.

Pour celui qui est en souffrance psychique, il est très difficile de pouvoir choisir entre ces techniques, et l'on ne sait que rarement quel psychothérapeute les utilise. C'est au psychothérapeute de savoir quelle approche peut avoir un effet sur tel ou tel type de trouble pathologique. Certains qui proposent une approche globale possèdent au moins deux à trois méthodes pouvant intervenir selon l'orientation que nécessite une personne. Le psychothérapeute connaît ses techniques, mais aussi ses limites, ainsi que le temps nécessaire au traitement. Il existe des approches courtes, des psychothérapies de longueur moyenne, et la psychanalyse. Le lecteur pourra trouver une vue d'ensemble des écoles, méthodes et choix à faire dans l'ouvrage de Widlöcher[77].

Moi et « mon monde », moi face au monde (les autres)

À la question « Pour vous, où est le centre du monde ? », les réponses sont très variables : au centre de la Terre, autour de nous, au milieu du ventre (on pointe le doigt sur celui-ci), en moi, etc. Question supplémentaire pour approcher de la réponse : « D'où j'appréhende le monde où je suis ? »

Nous appréhendons le monde où nous sommes par nos sens : nous le voyons, le ressentons, l'entendons, le reniflons, et nous le dégustons avec la langue.

Le centre du monde pour chacun, c'est lui-même : il est au centre de ses perceptions. Il (re)connaît ou sait ce qu'est le monde à partir de ses sens. Chacun a une perception différente du monde.

Question supplémentaire qui nous met tout de suite au cœur d'une thérapie : « Voulez-vous vivre en fonction de vos besoins et envies ou en fonction du monde, des envies des autres ? » La réponse devient limpide pour tout le monde. « Et dans ce monde je vis en bonne intelligence avec les autres, en les respectant comme je demande à être respecté. » Là, le consensus devient parfait.

L'escargot

L'image de « moi et le monde » pourrait être symbolisée par un escargot. Au moindre signe d'hostilité, l'escargot se retire dans sa coquille. L'homme répète ce geste des milliers de fois par jour : il se retire dans le silence ou, au contraire, hurle. Il souffre, en silence ou avec vacarme, de ne pas pouvoir progresser. Souvent, il préfère attendre sa pitance plutôt que de risquer sa vie, de passer pour un miséreux. Car si nous nous aventurons hors de notre structure, comme un escargot hors de sa coquille, nous risquons l'affrontement où nous ne sommes pas toujours sûrs de vaincre.

Faut-il se tenir à distance ou affronter le monde ? Faut-il conjuguer avec le monde, ou bien s'il vous affronte, utiliser sa force pour l'esquiver comme un toréador ? Une notion importante dans la vie est, comme nous l'avons déjà vu, de savoir que « j'ai un territoire à faire respecter », d'occuper ce territoire, et de lui créer sa place dans le monde. Un symptôme permet de vérifier ce concept d'unité : se sentir bien là où on est, quels que soient le lieu et le moment.

Le principe d'individuation

Dans le monde, ce qui est important pour chacun c'est sa propre personne. Il ne s'agit pas d'être égoïste mais d'entrer dans une position où nous sommes au moins égaux à l'autre. À partir du moment où nous avons réalisé notre individuation, le monde paraît différent, plus abordable, et notre corps-esprit s'éloigne de la peur, même de cette peur suprême qu'est la mort.

De nombreuses personnes autour de nous n'ont pas atteint l'individuation qui, pourtant, est accessible à tous. Les voies de l'éducation nous amènent à avoir un statut, un esprit conforme à la gent respectable, au succès pécuniaire ou matériel. Y a-t-il des symptômes de la non-individuation ? Celle-ci se singularise par un attachement au passé, un attachement au cadre familial de l'enfance, au lieu où l'on a vécu. La nostalgie est un symptôme de non-individuation. De même que la difficulté de décider, de sentir ses propres envies et leurs satisfactions, le besoin de l'autre pour jouir de sa propre personne, pour décider, l'incapacité d'être réaliste dans ses démarches, de se défendre, de défendre ses convictions, d'affronter les autres. L'un des risques est de rencontrer une secte et un gourou. Les symptômes apparaissent souvent de manière flagrante, d'autres fois plus insidieusement. Quand un sujet raisonne par des emprunts à ce qui l'entoure, il comble la faille de la non-individuation. Ceux qui semblent « libérés » et ceux qui jouent aux surhommes sont probablement des sujets en manque d'individuation. N'ayant pas atteint la sensation de son entité et de son unité, ne sachant pas où est sa place dans la vie (son rôle et son territoire), l'individu compensera par une gesticulation ou un déluge de paroles. Et s'il ne compense pas, il entre dans un dangereux repli sur soi, un mutisme et même un monde irréel qu'il invente.

L'excès d'individuation existe aussi. Il est cependant rare et souvent confondu avec d'autres manifestations psychologiques. Il y a d'abord le non-arrêt de la phase d'individuation, ce qui conduit à rechercher toujours de nouvelles épreuves à surmonter. Il peut en résulter une mégalomanie. Le narcissisme n'en est pas une conséquence, puisque le défaut psychologique du narcissisme prend son origine avant le début de l'individuation. En revanche, une individuation peut diminuer un narcissique qui y trouve l'humilité. Plusieurs chemins conduisent à cet être en nous et que souvent nous ignorons. C'est un chemin initiatique de maturation qui comporte des rites de passage. Le meilleur des coachs ou psychothérapeutes est comme Zarathoustra : « Quand Zarathoustra eut dit ces paroles, il se tut… Je vais seul maintenant, mes disciples ! Vous aussi, vous partez seuls ! Je le veux ainsi. En vérité… éloignez-vous de moi et défendez-vous de Zarathoustra !... Vous ne vous étiez pas encore cherché : alors vous m'avez trouvé [...]. Maintenant je vous ordonne de me perdre et de vous trouver vous-même ; et ce n'est que quand vous m'aurez tous renié que je vous reviendrai[78]. »

Mon potentiel psychique non exploité

Lorsqu'une personne rompt une pile d'assiettes ou de bois par la seule force de sa main, cela nous paraît incroyable. Quand il y a un risque de mort, un individu peut décupler sa force pour se tirer d'un mauvais pas. Quand une personne atteinte de psychose aiguë se démène comme un forcené, il en faut quatre pour la maintenir et s'occuper d'elle. Ces forces musculaires décuplées apparaissent quand nous couplons notre vigueur avec notre esprit : la volonté d'atteindre un but peut nous faire dépasser notre capacité ordinaire. Atteindre un but ou se sortir d'un danger imminent développe notre conditionnement physique ordinaire. Lorsque notre force musculaire n'est plus inhibée par les contraintes mentales que nous avons emmagasinées petit à petit, notre potentiel physique et psychique décuple. Depuis la naissance, la société nous maintient dans un moule qui répond à des critères sociaux et non pas individuels. Or, nous allons le voir, savoir dire « moi » est l'un des ciments de notre immunité.

Dans les sociétés dites « primitives », les règles qui tiennent les individus entre eux sont encore plus strictes que celles qui régissaient le puritanisme européen. Les sociétés traditionnelles gardent en elles le souvenir d'un danger : « Seul, sans mon groupe, je ne suis rien face aux dangers du monde. » Elles sont fondées sur deux notions fondamentales : la vision et la perception du monde, et la place de l'homme dans ce monde. La religion primitive est une perception de l'Univers où une force relie les êtres et les choses entre eux. Les chasseurs-cueilleurs ne sentent pas leur environnement comme un monde extérieur à eux, qui doit être « compris » intellectuellement. Pour eux, il n'y a pas de frontière entre l'esprit (leur pensée) et la nature. Ingold écrit : « Le chasseur animiste n'a pas besoin d'une Académie des sciences, tandis que le physicien n'a pas besoin d'être au contact du jaguar[79]. » L'homme appartient au monde et sait qu'il ne peut prélever sur la nature que ce dont il a besoin, sans détruire celle dont dépend sa vie. Cette relation se traduit sociétalement par une force qui lie les membres d'une famille, d'un clan, etc. Elle relie l'homme à la nature, en acceptant qu'il n'y ait pas de fossé entre lui et ce qui l'entoure[80]. Nous le connaissons comme *qi* ou *chi* (chinois) ou *ki* (japonais). Ailleurs, on l'a plus ou moins perçu et il a été appelé « *pneuma* » (grec), « *spiritus* » (latin), « *lélek* » (ouralien), « *prāṇa* » (sanscrit). Ces termes sont le plus souvent en relation avec le souffle. On retrouve une notion similaire jusqu'en Égypte antique dans le *Ka*. Tout Égyptien est muni d'un *Ka* à la naissance. Complexe, il est à la fois psychique et physique. Il est le double spirituel qui naît en même temps que l'humain et qui survit après sa mort. C'est la manifestation de l'énergie vitale qui ne subit pas de modification au cours de la vie. Le *Ka* est la puissance magnétique du corps. Il permet le passage à l'action. Le monde occidental l'a probablement connu, mais il a dû disparaître à l'arrivée des peuples indo-européens porteurs d'une civilisation où les forces ont été déifiées, puis à la révolution agraire du néolithique et du monothéisme.

Essayons de donner une définition du *ki*. Quand vous essayez de fendre une bûche, vous abattez la hache et vous émettez un son, « *han* », qui est un souffle expiratoire. Il renforce la force musculaire émise. C'est le correspondant du cri, le *kiai*, qu'émet le karatéka. On admet que l'Occidental intellectualise trop ce phénomène au lieu de le ressentir.

En tant qu'Occidentaux, nous devons nous rappeler que la vie est en réalité une suite ininterrompue de réactions biochimiques innombrables, qui sont et véhiculent une énergie. Être dans l'inertie, dans l'inertie biologique, c'est être dans un état de mort. L'élan vital qui nous anime en permanence est ce *ki*. Dans un langage occidentalisé, il est un principe de non-inertie. Tout ce qui existe n'est pas inerte. La non-inertie de la pierre est cette force qui lui fait avoir la cohésion de la « pierre ».

Cette énergie continue que nous ressentons souvent sans le savoir porte un nom : la cénesthésie. C'est le sentiment vague que nous avons de notre être. Il se ressent en réalité en de nombreux endroits, en particulier au niveau des tendons et des muscles, dans le besoin de respirer, etc. Le psychisme le connaît aussi : notre pensée nous met sous tension ou, au contraire, nous détend lors d'un exercice de relaxation ou de méditation.

Divers auteurs européens ont décrit cette énergie : Graf Durkheim (1896-1988)[81] qui avait été au Japon et formé par l'école Zen-Rizai, école bouddhiste chinoise apparue dans l'archipel au XIIe siècle, en particulier à Kyoto, qui prodiguait un enseignement puissant, et Rudolf Steiner, le créateur de l'anthroposophie (1861-1925)[82], une nouvelle lecture du monde avec une nouvelle science à travers un courant ésotérique occultiste.

La médiation corporelle : relancer la mémoire du corps

Faire appel au renforcement de notre immunité, c'est, nous l'avons vu, faire appel à des plantes qui permettent la mobilisation des éléments de notre immunité. Nous savons aujourd'hui qu'il existe un lien étroit entre santé du corps et santé mentale. Les problèmes de santé mentale augmentent les risques de rupture de ce qui constitue notre vie corporelle : les infections, les inflammations, voire le cancer.

Dans mon exercice médical quotidien, j'ai pu vérifier que le renforcement ou le retour à l'équilibre de notre psyché permet une meilleure défense immunitaire. C'est pourquoi il m'a paru indispensable de parler de ce qui renforce notre intégrité mentale. Or, cette approche du psychisme n'est pas celle qui est la plus répandue en France, mais celle qui fait intervenir le psychisme qui s'inscrit dans notre corps de chair.

Comme l'ont entrevu Reich et bien d'autres, nous gardons en mémoire les traces de nos attitudes. La position des articulations, les tensions musculaires et celle des tendons, la kinesthésie ou la somesthésie entrent dans la mémoire de notre corps de manière puissante, mais le plus souvent inconsciemment. Disciple de Freud, Reich créa une analyse centrée sur l'émotionnel et l'énergétique (végétothérapie) qui garde aujourd'hui encore son intérêt et continue à être pratiquée sous une forme plus moderne, « néo-reichienne ». Les psychothérapeutes restent nombreux à utiliser cette technique ou celle de la bioénergétique[83]. La technique analytique de Reich repose sur une analyse de la cuirasse caractérielle avec laquelle tout être humain compose au cours de sa vie. Elle permet de faire revenir à la conscience des événements passés.

Toutes les somatothérapies sont des psychothérapies qui passent par l'utilisation de la mémoire somesthésique : elles réveillent d'une manière ou d'une autre notre structure corporelle. Elles permettent d'analyser les émotions et le sensoriel enfouis dans notre inconscient corporel. Elles aident à contacter ce que nous sommes vraiment dans notre corps que souvent nous oublions ou réprimons. Elles permettent de nous reconnecter avec ce qui nous entoure et ce dont nous faisons partie : la nature avec ses éléments minéraux, végétaux et animaux.

L'objectif final est une individuation, un recentrage sur le corps, une unité, une présence juste. Ce recentrage est en réalité un phénomène de concentration de la maturité de notre immanence (force qui vient de notre intérieur). Celle-ci se retrouve dans de nombreuses thérapies à médiation corporelle : posture, danse et musicothérapie, relaxation, cri et travail de la voix, rire, toucher et massage, haptonomie, respiration (pneumanalyse), méditation. Ces techniques apportent sinon des guérisons, du moins des soulagements et une nouvelle essence. Les arts martiaux, en particulier le tir à l'arc japonais (kyudo), le karaté, et surtout l'aïkido, sont de vraies écoles d'équilibre du corps et du mental. Toutes ces techniques contribuent à notre défense, à notre immunité.

Comment fonctionne notre être « actif » ?

Lorsque le cerveau reçoit l'information que « quelque chose se passe », sa fonction est de réagir pour ne pas être soumis au danger. La zone corticale analyse plus ou moins l'information et donne l'ordre d'agir ou non. Au niveau de l'encéphale se déroule l'opération qui analyse les composants de la réaction : je peux..., je dois..., je veux..., il faut que je..., j'ai le droit d'agir... Cela entraîne une prédécision qui va organiser l'action en passant par la décision, soumise elle aussi aux noyaux gris, ceux qui permettent l'automatisation et guident le geste. Le début du geste est volontaire, la suite est automatique. Entrent en jeu la mémoire des expériences avec les images du vécu, mais aussi le sentiment avec lequel s'effectue l'action : peur, colère, envie, désespoir, etc. Juste avant l'acte, la partie essentielle de l'acte est l'anticipation. Tout acte est inscrit dans le flux permanent de la vie. Il semble que notre cerveau ait tendance à rendre simple ce qui semble complexe[84]. Le résultat et la réponse sont l'acte.

Dans un traitement mettant en jeu le corps, le chemin est inverse : il part d'un geste, d'une posture, d'une danse, etc., qui réveille la conscience du schéma corporel, d'un geste déjà fait, d'une habitude souvent enfouie, d'actes réalisés dans un contexte précis. Cet acte, que l'on veut réaliser, est analysé immédiatement par le cerveau. Il est comparé telle une empreinte digitale à un souvenir de la position des membres dans un acte antérieur. Ce phénomène permet de remonter au souvenir d'un acte ou au moins à l'émotion qui a accompagné un événement ancien. Intervient ici aussi la notion de répétition du geste et de la posture. Dans les arts martiaux, l'individu répète le geste jusqu'à ce qu'il soit le plus parfait possible (*kata*). Il s'agit d'une répétition du même geste (et des mouvements qui le composent) jusqu'au geste parfait. Grâce au *kata*, le geste prend une forme dans notre schéma corporel. Nous nous réapproprions un geste, une posture, un mode de fonctionnement, et nous renforçons notre identité.

L'immunité n'existe donc pas uniquement dans notre système de défense grâce aux éléments du sang (globules blancs, lymphocytes, etc.) ou à ceux de l'axe existant entre la glande surrénale et le sous-cortex.

Il existe aussi grâce à notre système neurologique et les réactions inflammatoires. Ces systèmes communiquent entre eux par des médiateurs chimiques et s'informent de l'état de chaque système. L'unité retrouvée entre le corps et le mental grâce à des techniques de psychothérapie, le sentiment de cohésion et d'autonomie face au monde environnant augmentent l'immunité générale de tout individu. L'unité cohésion/autonomie dans un monde dangereux et perturbant augmente notre immunité.

Se trouver un ami :
le **helping spirit** *d'un totem*

Pendant un certain temps, l'*Homo* est resté dans sa condition animale dont il ne s'est détaché que progressivement, probablement grâce aux performances de son cerveau. Celui-ci lui a permis d'inventer des instruments nécessaires à sa survie, de dompter le feu, de moins subir les modifications climatiques. Son développement cérébral a permis à l'être humain de distinguer son « moi » du « moi » de l'autre. Dans le confort de sa vie d'humain, moins habile et moins fort que de nombreux animaux, il a su utiliser des instruments, et commencé à comprendre sa relation à l'autre, l'attachement à ceux de sa communauté. Ce sera pour chacun la douloureuse découverte de la rupture de l'attachement et du deuil.

Dans sa condition d'*Homo*, face au monde et à l'adversité des animaux de proie, il est dans l'humilité.

Mais il sent avoir besoin des compétences des animaux qui l'entourent. L'homme primitif fait partie de son monde et a des relations existentielles avec celui-ci.

Les rêves lui révèlent un autre monde où règne une interdépendance entre tout ce qui existe. Cette interdépendance n'est pas encore à son image, et l'homme conçoit qu'elle soit sous la dépendance d'un inconscient et d'une intentionnalité universels. Le sentiment ou la sensation – et non la croyance – qu'il existe des forces qu'il nommera « esprits », avec souvent un « grand esprit central », permet de l'imaginer comme un être ayant une espèce de préscience, qui s'exprime non par des faits mais par son intention.

Il existe une force dans chaque être, dans chaque chose, dans chaque partie d'être ou de chose qui suit sa propre voie, et à laquelle il donnera un nom : ce sera « l'esprit », issu du latin *spiritus* qui signifie « souffle, vent ». Le souffle est l'une des caractéristiques de l'être vivant. Il existe pour chaque être et chaque chose une espèce de double, un « être de pouvoir ». Même si dans différentes parties du monde son nom diverge, l'essentiel y est : un pouvoir invisible, intangible, qui pourtant relie tout. Le mot océanien *mana* est celui qui se rapproche le mieux de cet esprit-force. Le *mana* est contagieux, transmissible à autrui, d'un objet à un objet, d'un être vivant à un objet. Il relève des croyances primitives qu'on rassemble sous le vocable « animisme ». Le *mana* est attaché à un être mais également à toute partie de cet être (un cheveu par exemple), laquelle est représentative de l'être entier. On parle aussi de « *mana* par contagion », même si le transfert n'a pas besoin du contact. Deux individus peuvent donner chacun de leur *mana* mais aussi le recevoir de l'autre. Le rôle primitif de la baguette magique est de concentrer une force sur l'autre ou d'y faire barrage si elle n'est pas souhaitée. Si tout a un (ou des) esprit(s), l'homme a la notion d'un esprit universel, « père » de tous les esprits, qu'il appelle « *Wakan tanka* » chez les Sioux, « *Gitche manitou* » chez les Algonquins, « *Tenğri* » chez les peuples turco-mongols, « *Daigenrei* » au Japon, etc. Souvent ce Grand Esprit Universel n'a pas de fonction précise. C'est un Créateur organisateur.

Au-delà de cet esprit organisateur, l'*Homo* primitif et ses descendants ont vu un être ou un système qui leur vient en aide, qui les secourt. Des générations d'ancêtres ont eu cette sensation d'être sous la protection d'un esprit tutélaire, ou « *helping spirit* », les aidant à traverser des moments difficiles.

Les « *helping spirits* »

L'homme cherche depuis des millénaires à s'allier la force des esprits dont il pourrait avoir besoin. Il sait aussi qu'il faut préserver les animaux et les plantes, puisqu'ils sont le siège d'esprits. La traduction en anglais de la notion d'esprit des Amérindiens est généralement « *helping spirit* », la traduction française, « esprit tutélaire », c'est-à-dire « qui tient sous sa protection ». Chaque individu a accès aux esprits s'il suit un certain rite. Chez les Toungouses de Sibérie-Orientale, un homme est capable, par ses dons ou sa formation, d'aller dans le monde des esprits et d'en ramener des informations utiles pour les gens de la tribu, pour guérir un individu ou pour avoir aussi une influence sur le temps qu'il fait : c'est le chamane. Le chamanisme n'est que le nom d'un animisme où certains hommes ont le pouvoir d'aller jusqu'au monde des esprits pour en rapporter des messages et des aides. Chez les Amérindiens, le chamane est désigné par le terme de *medicine-man* (le *wichasha wakan* des Lakotas). En l'absence de chamane reconnu, c'est l'homme le plus âgé de la famille qui tient ce rôle. Pour avoir côtoyé ses pères et participé à des rites, il sait lequel utiliser dans cette fonction. Le chamane n'est pas un prêtre, c'est un homme qui sait communiquer avec les esprits. Les peuples de tradition animiste n'ont aucun mal à rajouter une religion à leur croyance primaire, comme le christianisme en Amérique du Sud. De même, les Japonais associent sans problème le bouddhisme et le shintô, leur religion primitive, ou voie des esprits[85].

Le recours à l'esprit augmente notre potentiel

L'homme primitif – et il en est de même pour l'homme moderne – ressent une certaine faiblesse, une imperfection, et a besoin de faire face à la maladie. Se référer à un animal ou un élément (montagne, bâton, rivière, cascade, etc.) est d'une importance capitale pour sa propre défense et sa capacité d'exister. Avec cet « être » qui a un pouvoir, il établit de plus un lien affectif. Le syncrétisme est total entre sa propre vie et cet être de pouvoir, que, dans beaucoup de régions du monde, il représente. Ainsi en est-il avec les mâts totémiques de l'ouest de l'Amérique du Nord. Sur ces poteaux sont représentés un animal-totem. Ce totem protège un village, un clan, une famille, un individu. Souvent, il revient à la conscience à travers le rêve ou dans un état modifié de conscience lors d'une cérémonie de loge de sudation de type amérindienne, pendant une quête de vision (pratiquée par les Amérindiens).

Il existe un besoin de se reconnaître dans l'animal dont on souhaite les pouvoirs et, bien sûr, l'état d'affection envers lui. Le totem lui-même peut se révéler à un homme par une rencontre, par le rêve, pendant un état modifié de conscience, lors d'une catharsis (effort, cris, danse, isolement, tambour). Quand un Amérindien ou un Aborigène fait un rêve, il ne considère pas celui-ci comme différent de la vie éveillée, et il peut donc avoir la visite d'un esprit pendant ce temps de rêve.

Une méthode psychotechnique, avec des postures et endossement de l'animal, permet d'amener à la sensation de relation avec l'animal-totem. Cet animal-totem est, en psychologie, un phénomène archétypal encore relié à notre réalité animale.

Tout individu n'est pas en mesure d'entrer dans cette dimension, mais si le psychothérapeute a un fond animiste ou des notions de ce genre, il peut accompagner le requérant dans sa quête. La rencontre d'un individu avec son animal-totem n'est que le début d'un rite de passage et une étape dans son individuation. Pour un animiste, c'est avec l'esprit de l'animal que nous avons rendez-vous, et non avec l'animal en chair et en os. L'animal-totem est non seulement l'animal que je veux être, mais aussi celui qui me représente. Il doit me faire ressentir la vigueur que j'ai en moi, la puissance que je peux opposer à autrui. Les animaux sur les oriflammes européennes ou d'ailleurs sont les lointains descendants des animaux-totems. Ainsi, le dragon rouge du drapeau gallois est un symbole pour les Gallois eux-mêmes et leurs adversaires potentiels.

En Occident, nous sommes dans la prière et l'imploration. Les peuples à fond chamanique, eux, invoquent l'esprit. L'Indien d'Amérique ne danse ni ne chante pour lui-même, il le fait en l'honneur du Grand Esprit ou d'un animal-totem. C'est un dialogue avec des êtres de pouvoir. Y recourir nous immunise en quelque sorte, augmente notre défense au sens spirituel mais aussi physique. L'esprit redouble notre potentiel.

Les actes et objets psychomagiques et protecteurs

Se prémunir est une façon de mettre en jeu l'immunité. L'un des mécanismes est donc la référence à un objet ou un animal-totem. L'esprit tel que nous le concevons joue comme identifiant, comme source d'un pouvoir qui se trouve en lui. Invoquer un totem ou un esprit se fait selon un rite très succinct.

L'homme, avec son humilité vis-à-vis du monde, n'a pas besoin de réaliser des rites trop complexes, car la nature, elle aussi, se signale à lui dans son apparat premier le plus simple. Dès qu'un rituel (organisation et développement à partir d'un rite) devient complexe, il perd une partie de son sens. Le rite est une conduite qui rend sacré (ou numineux) l'espace et le temps du rite.

Un simple cordon entoure les lieux sacrés au Japon, une simple corde entoure la Butte du Coyote, lieu de culte des Nez-Percés en Idaho.

De nombreux objets magiques sont vendus à travers le monde : ce sont des gris-gris, des talismans, des amulettes (le mot latin *amuletum* signifiant « façon de se protéger »). Les grandes religions actuelles ont leurs reliques et « porte-bonheur » distinctifs, que l'esprit humain tient comme des objets prévenant une maladie ou un accident. Les amulettes animistes, bien que rudimentaires, possèdent un grand pouvoir. Car l'important est l'intention qu'on leur prête. Les sanctuaires japonais (*jinja*) fournissent de nombreuses amulettes, et aucun Japonais ne mettrait en doute leur caractère numineux et leur support de pouvoir. L'amulette est une pièce vivante, et la magie conçue comme un mode réel pour aller précisément au-delà du réel visible. Le *magatama* est un ornement caractéristique de la préhistoire et de la protohistoire du Japon : s'agit-il d'un croc percé, d'une griffe d'ours, d'une virgule, d'un fœtus, nul ne sait ! L'amulette comme le *magatama* vont au-delà de la conception raisonnée.

La voie des esprits et la protection

La voie des esprits est simple : c'est la voie inévitable de la nature. Une pierre est faite pour être pierre, son *ki* et son esprit permettent la cohésion minérale qui la rend « pierre ». Ce concept permet à l'homme de se recentrer sur lui-même. Il ne sera pas égoïste mais plus résistant à de nombreux événements. L'esprit sait ce dont un individu a besoin, il suffit de l'invoquer. Cette disposition d'esprit élimine de nombreuses raisons d'anxiété. De ce fait, aussi, il n'y a pas de positif ou de négatif : chaque sens a son sens (raison et direction), et tout évolue comme le déterminent les forces universelles. « Toute chose est comme elle doit être » est un concept animiste que l'on retrouve dans le zen ou chez Thich Nhat Hanh[86]. L'un des moyens de modifier le cours des événements est d'avoir recours à des rites.

Le rite permet d'entrer en communication avec des forces supranaturelles. En pratiquant un rite, l'homme se rapproche de ces « êtres de pouvoir » en entrant dans un espace-temps numineux. Le rite nécessite un engagement réel de l'individu avec la notion d'humilité devant ces forces. Dans certains cas, il consiste à traverser des situations difficiles (jeûne, parcours processionnel éprouvant, douche sous une cascade, etc.). Montrant son être authentique, l'individu qui le pratique peut espérer une modification du cours des événements. D'où l'importance des rites dans une société et pour chaque vie individuelle.

Le tabou semble être un rite à l'envers. Le mot issu du vocabulaire polynésien a été porté à la connaissance du monde occidental à la fin du XVIIIe siècle par le navigateur et explorateur britannique James Cook. Il désigne un interdit à caractère sacré. C'est un concept en relation directe avec le *mana*. L'interdit, le tabou, est un rite non accompli qui permet d'éviter de rompre le déroulement naturel du monde. Le briser, dans de nombreux peuples, rend malade ou fait perdre de son pouvoir physique ou psychique à un individu. Un enfant qui n'a pas fait son rite de passage vers l'âge adulte ne peut pas briser un tabou. Les rites de passage, d'un état à l'autre – comme celui de l'enfance à l'âge adulte autour de la puberté –, permettent à un individu d'accéder à l'état d'adulte mais aussi d'être responsable. Les tabous, comme les mythes, sont souvent anciens et recouvrent une réalité venue du fond des âges. C'est un système de défense interne à chaque individu et à chaque peuple. Le *mana* donne une force immunitaire à un individu, le tabou l'empêche de mettre en danger cette immunité.

Savoir dire « moi », ou l'intérêt de l'individuation dans l'immunité

L'individuation selon un rite dit « primitif », ou après un travail psychologique, est un vrai moyen de défense. Notre expérience montre qu'effectivement il y a une augmentation de la défense du moi, mais aussi de l'organisme en entier. Faire un travail sur le « corps » de l'animal-totem, avec des exercices de gestes, de voix, de marche ou de danse, permet une introduction dans le potentiel de l'animal. Faire appel à ce totem qui nous est si proche nous fait sentir notre distinction d'avec les autres. Cela met à une distance consciente des personnes qui nous seraient agressives ou qui chercheraient à nous nuire.

Une étude a montré que le programme de DMT (*Dance Movement Therapy*) à court terme peut contrer l'aggravation attendue du stress et de la douleur chez les femmes atteintes d'un cancer du sein pendant la radiothérapie[87]. Les exercices corporels en psychologie sont là pour renforcer et centrer notre personne et permettent d'acquérir le calme et de diminuer la fatigue. C'est le cas dans l'inflammation lors d'un cancer du sein avec une réduction du phénomène de nécrose.

Le pont entre le corps et le mental

La stimulation mentale décuple la force musculaire. Nous l'avons vu avec le *kiai*, ce cri qui engendre une force inouïe. Si je fais une boucle avec mon pouce et mon index, le fait de penser que la boucle est très forte, qu'elle est en métal, rend la force de cette pensée si réelle qu'il sera difficile à quelqu'un de séparer les deux doigts. À Cleveland (États-Unis), une expérience a montré que l'entraînement mental peut, à lui seul, entraîner un gain physique de la force musculaire : si un participant à cette expérience pense contracter son petit doigt sans aucune contraction, il se produit tout de même une augmentation de sa force de 35 % ! La force ne dépend donc pas uniquement de la masse musculaire mais de l'intensité de la pensée. C'est ce qui se passe dans les exercices préalables à l'accession au totem. Avant toute évocation du totem, des exercices musculaires en surtension comme en détention permettent d'apprendre à avoir un potentiel plus important qui délivre de la condition humaine.

Quelle que soit la partie du corps, quand un individu pense à elle, la vascularisation y augmente par un afflux de sang et la dilatation locale des artères. Au collège d'Augusta (Géorgie, États-Unis), une autre expérience a montré qu'à raison d'une pratique de 15 minutes les jeunes en position assise, yeux fermés, ont, en entendant le mot *mantra* murmuré, connu une baisse de leur pression artérielle.

Le travail sur le biorythme permet de soulager les asthmatiques, la visualisation de l'événement traumatique qui a eu lieu réellement peut diminuer la douleur des grands brûlés (technique de management du stress juste après un accident) : ce sont des phénomènes qui engagent le cerveau. Le plus surprenant est que le soutien psychothérapeutique permette de stimuler les défenses de l'immunité. Chez des femmes atteintes de cancer du sein, les séances de soutien psychologique permettent d'augmenter les globules blancs, ceux qui sont responsables de l'immunité. Le succès du support psychologique a été le même chez des patients souffrant de mélanome cutané. En 2004, des chercheurs publièrent dans le *Journal of*

Clinical Oncology que les femmes ayant une meilleure hygiène mentale par des programmes psychiques sont moins anxieuses : le nombre des lymphocytes T dans leur sang augmente puis se stabilise[88]. Dans cette expérimentation, 227 femmes qui devaient subir une intervention chirurgicale locale pour un cancer du sein bénéficièrent d'un suivi psychologique et de techniques de réduction du stress psychique. Elles répondirent à des questionnaires pouvant ainsi mettre des mots sur leur état induit par le stress. Les séances de psychothérapie, à raison d'une par semaine pendant 4 mois, comportaient des techniques de réduction du stress, d'optimisation du geste chirurgical par rapport au risque cancéreux, des techniques améliorant leur humeur. Des analyses sanguines permirent de vérifier que les réponses immunitaires chez ces femmes évoluaient parallèlement à l'amélioration du degré de leur humeur.

Nous savons aujourd'hui qu'il existe un circuit psychoneuro-immunologique. Le système immunologique – grâce à la bataille engagée entre bactéries et macrophages – avertit le cerveau par l'intermédiaire de messages nerveux. Le cerveau, grâce à ses structures situées à sa base (hypothalamus), déclenche les voies du stress activant le système immunitaire[89]. Robert Dantzer, chercheur au CNRS-INRA de Bordeaux, dit que « l'existence de ce dialogue conduit certains d'entre nous à considérer le système immunitaire comme un organe sensoriel[90] ».

Conclusion

Nous ne vivons qu'à travers notre corps, et notre cerveau en fait partie. Inutile de se dire « cérébral » ou « viscéral », c'est le corps entier qui est engagé. Notre défense, notre immunité, passe par des réseaux complexes qui se sont installés depuis la vie de la première cellule. Le tout est articulé par notre patrimoine génétique. Les différents modes de défense contre les corps étrangers se sont mis en place au cours d'un long développement qui nécessitait à chaque instant une meilleure adaptation. L'homme semble être le *nec plus ultra* du monde animal, et pourtant l'observation et la science nous apprennent tous les jours qu'il y a dans ce règne animal des êtres très performants. Les Amérindiens, pour leur part, restent très humbles quant à cette constatation : l'homme a beaucoup à apprendre de son environnement afin qu'il mène sa vie dans la quiétude.

Le système nerveux et le système immunitaire peuvent communiquer entre eux par signaux neuraux ou signaux de la voie hormonale. Le comportement dépressif entraîne une activation des cellules immunologiques du cerveau par l'intervention d'un interféron. Il existe une interaction entre les structures biologiques du système nerveux, de l'inflammation et du système immunitaire. L'homéostasie, ou équilibre général des systèmes, oblige, sans que nous le sachions, nos divers systèmes à se compléter ou à s'autostimuler pour garder l'unité biologique de l'individu. Le voyage que nous avons entrepris dans cet ouvrage nous montre que nous sommes UN tout en étant très complexes et que notre complexité s'exprime par la mise en œuvre de tous nos systèmes de défense.

L'être humain a réussi, par l'expérimentation naturelle ou celle des laboratoires scientifiques, à identifier dans le règne végétal des plantes qui permettent de subvenir aux insuffisances de notre système immunologique. Encore faut-il savoir comment les utiliser : c'est ce à quoi cet ouvrage a voulu répondre. Parmi les informations que nous livre le domaine scientifique, il existe un travail très important qu'entreprennent les médecins et les pharmacologues : faire le pont entre sciences pures et application à l'être humain pour permettre, soit une automédication sans danger, soit une information sûre pour le professionnel de santé. Par ailleurs, la psychiatrie-psychologie doit s'intéresser de plus près à toutes les techniques psychothérapiques qui permettent de modifier ce qui est aujourd'hui évident : l'interconnexion entre le système immunitaire, le système génétique et l'état mental d'un individu. Il est encourageant de savoir qu'il existe un groupe de travail sérieux en psycho-oncologie[91].

L'expression *Mens sana in corpore sano* (« un esprit sain dans un corps sain »), de Juvénal, n'a jamais été aussi vraie.

Glossaire

Adaptogène : substance ou mélange de substances augmentant la résistance de l'organisme au stress.

Antigène : molécule de grande taille naturelle ou synthétique qui, reconnue par des anticorps ou des cellules du système immunitaire d'un organisme, est capable de déclencher chez celui-ci une réponse immunitaire.

Aphrodisiaque : substance stimulant la libido.

Dormance : état latent de vie ralentie de certains organismes (plantes, virus, bactéries).

Film hydrolipidique : film protecteur recouvrant la totalité de la surface de l'épiderme humain.

Flavonoïdes : substances présentes dans les plantes, à l'origine des teintes brunes, rouges et bleues des fleurs et des fruits.

Homéostasie : mécanisme physiologique permettant de maintenir certaines constantes du milieu intérieur de l'organisme (ensemble des liquides de l'organisme), nécessaires à son bon fonctionnement (dans les limites des valeurs normales).

Immunoglobulines : protéines jouant un rôle essentiel dans la défense de l'organisme contre les agressions.

Kératine : protéine synthétisée et utilisée par de nombreux êtres vivants comme élément de structure ; également exemple type de protéine fibreuse.

Lymphe : liquide biologique blanchâtre se situant dans le système lymphatique et dont la composition est analogue à celle du plasma sanguin, dont elle est un filtrat.

Macrophages : cellules de la lignée blanche (leucocytes), spécialisées, situées dans les tissus, qui sont aptes à phagocyter (enlever, détruire et éliminer) des germes infectieux.

Œdème : gonflement d'un tissu causé par l'accumulation d'un liquide (plasma) en dehors des vaisseaux sanguins lors d'irritation, d'inflammation, d'allergie ou d'insuffisance cardiaque ou rénale.

Plasmocytes : globules blancs qui se trouvent normalement dans tous les tissus, sauf le sang.

Rhizome : tige souterraine et parfois subaquatique remplie de réserves alimentaires chez certaines plantes vivaces ; sa structure interne diffère de celle de la tige et des racines.

Saponines : substances se trouvant dans les plantes et douées d'effets tensio-actifs.

Saprophyte : qui vit aux dépens d'un organisme sans lui être nuisible.

Sérotonine : la sérotonine est un neurotransmetteur, c'est-à-dire une substance qui permet de transmettre l'influx nerveux entre les neurones.

Surrénale (glande) : glande située au-dessus des deux reins, fournissant des hormones comme le cortisol et des médiateurs comme l'adrénaline.

Tanins : molécules naturellement produites par des plantes ou des animaux, qui sont très astringentes ; certaines servaient au tannage des peaux.

Thymus : organe situé dans le médiastin qui supporte la différenciation et la sélection des lymphocytes T et joue donc un rôle dans l'immunité.

Adresses utiles

Pharmacies

Danièle Festy Pharmacienne
Homéopathie – Aromathérapie
90, avenue des Ternes
75017 Paris
Tél. : 01 45 74 17 43

Pharmacie Danan
Homéopathie – Phytothérapie – Aromathérapie
119, rue Cambronne
75015 Paris
Tél. : 01 45 67 15 18

Pharmacie des 4 chemins
4, boulevard Emmanuel-Rouquier
06130 Grasse

Magasins de produits bio et naturels

Biojovis Paris
Produits diététiques et naturels
42*bis*, rue Boursault
75017 Paris

Weleda
9, rue Eugène-Jung
68330 Huningue

Laboratoires et distributeurs

Herbéo
31, rue des Ayres
33000 Bordeaux

Laboratoires Arkopharma
ZI 1re avenue, 9e rue
06510 Carros
Tél. : 04 93 29 11 28

Laboratoires Iphym
2053, avenue Henri Schneider
69330 Jonage

Laboratoires Lehning
3, rue du Petit-Marais
57640 Sainte-Barbe
Tél. : 03 87 76 72 24

Laboratoires Solgar
14, rue de Berlin
CS 20143 Montevrain
77772 Marne-la-Vallée Cedex 4

Laboratoire Synergia
Allée Barthélemy-Thimonnier
42500 Le Chambon-Feugerolles

La Royale Ressource Vive Distribution
PAE Gadderscheier
4984 Sanem
Grand-Duché de Luxembourg

Naturactive
29, avenue du Sidobre
81100 Castres

Notes et références

1. E.V. Hulse, « Joshua's curse and the abandonment of ancient Jericho: schistosomiasis as a possible medical explanation », 1971, *Med. Hist.,* 15(4), 376-386.

2. M. Binder, « On the Antiquity of Cancer: Evidence for Metastatic Carcinoma in a Young Man from Ancient Nubia (c. 1200BC) », *PLOS One*, 17 mars 2014.

3. S.I. Hartwell, D.M. Jordahl, C.E.O. Dawson, A.S. Ives, « Toxicity of scrap tire leachate in estuarine salinities: are tires acceptable for artificial reefs? », *Transactions of the American Fisheries Society* 127, 1998, 796-806.

4. M. Moieni, « Trait sensitivity to social disconnection enhances pro-inflammatory responses to a randomized controlled trial of endotoxin », *Psychoneuroendocrinology*, 2015, 62, 336-342.

5. J.J. Chiang, « Early adversity, neural development, and inflammation », *Dev. Psychobiol.*, 2015, September.

6. C. Estrada *et al.*, « Transcranial magnetic stimulation and aging: Effects on spatial learning and memory after sleep deprivation in Octodon degus », *Neurobiol Learn Mem.,* 2015 Nov., 125, 274-281.

7. L. Dana-Alamdari, « Serum 25-Hydroxyvitamin D in Patients with Major Depressive Disorder », *Iran J. Public Health*, 2015, 44(5), 690-697.

8. A. Lahti, « Suicide in children and young adolescents: a 25-year database on suicides from Northern Finland », *J. Psychiatr. Res.*, 2014 Nov., 58, 123-128.

9. D.F. Kripke, « Photoperiodic and circadian bifurcation theories of depression and mania », *F1000Res.*, 2015, May 6, 4, 107.

10. M. Ingenwerth, « Heat Shock Factor 1-Deficiency Affects Systemic Body Temperature Regulation », *Neuroendocrinology*, 2015 Oct., 30.

11. S. Nishida, « Effects of a traditional herbal medicine on peripheral blood flow in women experiencing peripheral coldness: a randomized controlled trial », *BMC Complement Altern. Med.*, 2015, Apr. 2, 15, 105.

12. M. Bevington, « Lunar biological effects and the magnetosphere », *Pathophysiology*, 2015, 22(4), 211-222.

13. B.R. Walker, « Seasonal variation in glucocorticoid activity in healthy men », *J. Clin. Endocrinol Metab.*, 1997, 82(12), 4015-4019.

14. W. Reich, *La Fonction de l'orgasme*, éd. L'Arche, 1986.

15. S.K. Lutgendorf, B.L. Andersen, « Biobehavioral approaches to cancer progression and survival: Mechanisms and interventions », *Am. Psychol.,* 2015, 70(2), 186-197.

16. C.G. Engeland *et al.*, « The effects of psychological distress on salivary secretory immunity », *Brain Behav. Immun.,* 2015 Aug. 25.

17. A. Vitlic *et al.*, « Neutrophil function in young and old caregivers », *Br. J. Health Psychol.*, 2016, Feb. 21(1), 173-189.

18. A.A. Prather, C.W. Leung, « Association of Insufficient Sleep With Respiratory Infection Among Adults in the United States », *JAMA Intern. Med.*, 2016, Apr. 11.

19. W.H. Welch, *Adaptation in Pathological Processes,* Baltimore, The Johns Hopkins Press, reprint 1937.

20. H. Selye, *Stress*, Acta Medical Publisher, Montréal, Canada, 1950.

21. I.I. Brekhman, I.V. Dardymov, « New substances of plant origin which increase nonspecific resistance », *Ann. Rev. Pharmacol.*, 1968, 8, 419-430.

22. N.V. Lazarev, « General and specific in action of pharmacological agents », *Farmacol. Toxicol*, 1958, 21, 81-86.

23. R.M. Fauve, *In* G. H. Werner et F. Floc'h (Eds.), *The Pharmacology of Immunoregulation*, Academic Press, New York, 1978, p. 319.

24. A. Farnsworth, G. Wikman, « Effects of Adaptogens on the Central Nervous System and the Molecular Mechanisms Associated with Their Stress Protective Activity », *Pharmaceuticals*, 2010, 3, 188-224.

25. G.L. Kittredge, « Lost Works of Cotton Mather », cité dans D. Conner Clifford, *Une histoire populaire des sciences*, éd. L'Échappée, 2011, p. 117.

26. R.M. Fauve, *In* G. H. Werner et F. Floc'h (Eds.), *The Pharmacology of Immunoregulation*, Academic Press, New York, 1978, p. 319.

27. R.M. Fauve, H. Jusforgues, B. Hevin, « Maintenance of granuloma macrophages in serum-free medium », *J. Immunol. Methods.*, 1983, 64(3), 345-351.

28. F. Speziale, H. Tadjbakhshi, « Hôpitaux et médecins avicenniens en Iran à l'époque savafide », *in* Fabrizio Speziale (ed.), *Hospitals in Iran and India*, Leiden and Boston, Brill, 2012, p. 27-28.

29. P. Goetz, D. Delaporte, D. Stock, *Le Ginseng : vertus thérapeutiques d'une plante adaptogène*, Paris, Springer Verlag, 2009.

30. C.Y. Li *et al.,* « Immunomodulatory effects of lactobacillus and Bifidobacterium on both murine and human mitogen-activated T cells, », *Int. Arch. Allergy Immunol.*, 2011, 156(2), 128-136.

31. V. Zaremberg *et al.*, « Cytotoxicity of an anti-cancer lysophospholipid through selective modification of lipid raft composition », *J. Biol. Chem.*, 2005, 280(45), 38047-38058.

32. P. Mattila, K. Könkö, M. Eurola *et al.*, « Contents of vitamins, mineral elements, and some phenolic compounds in cultivated mushrooms », *J. Agric. Food Chem.*, 2001 May, 49(5), 2343-2348.

33. K. Ingolfsdottir, K. Jurcic, B. Fischer, H. Wagner, « Immunologically active polysaccharide from Cetraria islandica », *Planta. Med.,* 1994, 60(6), 527-531.

34. G. Chihara, J. Hamuro, Y. Maeda, Y. Arai, F. Fukuoka, « Fractionation and purification of the polysaccharides with marked antitumor activity, especially lentinan, from Lentinus edodes (Berk.) Sing. (an edible mushroom) », *Cancer Res.,* 1970 Nov., 30(11), 2776-2781.

35. K. Minato, M. Mizuno, H. Terai, H. Tsuchida, « Autolysis of lentinan, an antitumor polysaccharide, during storage of Lentinus edodes, shiitake mushroom », *J. Agric. Food Chem.*, 1999, 47(4), 1530-1532.

36. C.F. Millspaugh, *American Medicinal Plants*, The University of Chicago Press, Boericke & Tafel Ed, 3 vol., 1882.

37. V.R. Bauer, K. Jurcic, J. Puhlmann, H. Wagner, « Immunologic *in vivo* and *in vitro* studies on Echinacea extracts », *Arzneimittelforschung*, 1988, 38(2), 276-281.

38. M. Stimpel, A. Proksch, H. Wagner, M.L. Lohmann-Matthes, « Macrophage activation and induction of macrophage cytotoxicity by purified polysaccharide fractions from the plant Echinacea purpurea », *Infect. Immun.*, 1984, 46(3), 845-849.

39. M.J. Parnham, « Benefit-risk assessment of the squeezed sap of the purple coneflower (*Echinacea purpurea*) for long-term oral immunostimulation », *Phytomedicine*, 1996, 3(1), 95-102.

40. S.J. Sperber, L.P. Shah, R.D. Gilbert, T.W. Ritchey, A.S. Monto, « *Echinacea purpurea* for prevention of experimental rhinovirus colds », *Clin. Infect. Dis.,* 2004, 38(10), 1367-1371.

41. K. Kindscher, *Medicinal Wild Plants of the Prairie, An Ethnobotanical Guide*, University Press of Kansas, 1992.

42. B.S. Uteshev, I.L. Laskova, V.A. Afanas'ev, « The immunomodulating activity of the heteropolysaccharides from German chamomile (*Matricaria chamomilla*) during air and immersion cooling », *Eksp. Klin. Farmakol.*, 1999, 62(6), 52-55.

43. J. Plachcinska *et al.*, « Influence of medicinal herbes on the immune systeme I, induction of endogenous interferon », *Fitoterapia*, 1984, 55, 346-348.

44. T.E. Michaelsen, A. Gilje, A.B. Samuelsen, K. Høgåsen, B.S. Paulsen, « Interaction between human complement and a pectin type polysaccharide fraction, PMII, from the leaves of *Plantago major L.* », *Scand. J. Immunol.,* 2000, 52(5), 483-490.

45. H. Wagner, A. Proksch, « Immunostimulating of Fungi and Higher plants », *Economic Medicinal Plant Res.,* 1985, p. 134-135.

46. H. Wagner, A. Proksch, *op. cit.*, 1985.

47. P. Thibault, R. Richou, *Compt. Rend. Soc. Biol.,* Paris, 1936, 121, 718-721.

48. R. Bomford, « Studies on the cellular site of action of the adjuvant activity of saponin for sheep erythrocytes », *Int. Arch. Allergy Appl. Immunol.,* 1982, 67, 127-131.

49. R. Bomford, « Saponin and other haemolysins (vitamin A, aliphatic amines, polyene antibiotics) as adjuvants for SRBC in the mouse », *Int. Archs Allergy Appl. Immun.*, 1980, 63, 170.

50. E.J. Park, J.X. Nan, Y.Z. Zhao, S.H. Lee, Y.H. Kim, J.B. Nam, J.J. Lee, D.H. Sohn, « Water-soluble polysaccharide from *Eleutherococcus senticosus* stems attenuates fulminant hepatic failure induced by D-galactosamine and lipopolysaccharide in mice », *Basic Clin. Pharmacol. Toxicol.*, 2004, 94(6), 298-304.

51. C.C. Gonçalves *et al.*, « Use of propolis hydroalcoholic extract to treat colitis experimentally induced in rats by

2,4,6-trinitrobenzenesulfonic Acid », *Evid. Based Complement Alternat. Med.*, 2013, 853976.

52. J.R. Franca, M. De Luca *et al.*, « Propolis-based chitosan varnish: drug delivery, controlled release and antimicrobial activity against oral pathogen bacteria », *BMC Complement Altern. Med.*, 2014, 14, 478.

53. J. Li, I.H. Kim, « Effects of Saccharomyces cerevisiae cell wall extract and poplar propolis ethanol extract supplementation on growth performance, digestibility, blood profile, fecal microbiota and fecal noxious gas emissions in growing pigs », *Anim. Sci. J.*, 2014, 85(6), 698-705.

54. A.G. Panossian *et al.*, « Effects of heavy physical exercise and adaptogens on nitric oxide content in human saliva », *Phytomedicine*, 1999, 6, 17-26.

55. D.O. Freier, K. Wright, K. Klein, D. Voll, K. Dabiri, K. Cosulich, R. George, « Enhancement of the humoral immune response by Echinacea purpurea in female Swiss mice », *Immunopharmacol. Immunotoxicol.*, 2003, 25(4), 551-560.

56. M.T. Whitehead, T.D. Martin, T.P. Scheett, « Webster MJ, Running economy and maximal oxygen consumption after 4 weeks of oral Echinacea supplementation », *J. Strength Cond. Res.*, 2012, 26(7), 1928-1933.

57. B. Bohn, C.T. Nebe, C. Birr, « Flow-cytometric studies with eleutherococcus senticosus extract as an immunomodulatory agent », *Arzneimittelforschung*, 1987 Oct., 37(10), 1193-1196.

58. M.W. Schmolz *et al.*, « The synthesis of Rantes, G-CSF, IL-4, IL-5, IL-6, IL-12 and IL-13 in human whole-blood cultures is modulated by an extract from *Eleutherococcus senticosus* L. roots », *Phytother Res*, 2001, 15, 268-270.

59. A.G. Brack Egg, *Diccionario enciclopédico de las plantas utiles del Perú*, 1999, CBC, Cuzco, 550 p.

60. G.W. Korting, K.F. Rasp, « Experience with an additional therapy of psoriasis vulgaris with echinacin », *Medizinische*, 1954, 45, 1504-1508.

61. A. Panossian, G. Wikman, « Evidence-based efficacy of adaptogens in fatigue, and molecular mechanisms related to their stress-protective activity », *Current Clin. Pharmacol.*, 2009, 4, 198-219.

62. A. Panossian, G. Wikman, « Evidence-based efficacy of adaptogens in fatigue, and molecular mechanisms related to their stress-protective activity », *Current Clin. Pharmacol.*, 2009, 4, 198-219.

63. N. Farnsworth, A.D. Kinghorn, D.D. Soejarto, D.P. Waller, « Siberian Ginseng (*Eleutherococcus senticosus*): Current status as an adaptogen », *In* H. Wagner, H. Hikino, N.R. Farnsworth, *Economic and Medicinal Plant Research*, Eds Academic Press, London, 1985, vol. 1, 156-209.

64. R.A. Aksenova, M.I. Zotova, M.F. Nekhoda, S.G. Cherdintsev, « Comparativcharacteristics of the stimulating and adaptogenic effects of *Rhodiola rosea* preparations », *In* A.S. Saratikov, *Stimulants of the central nervous system*, Tomsk University Press, Tomsk, USSR, 1968, vol. 2, 3-12.

65. H. Wagner, « Immunostimulants and adaptogens from plants », *In* J.T. Amason, *Phytochemistry of Medicinal Plants*, Plenum Press, New York, 1995, 1-18.

66. J.A. Duke, *The Green Pharmacy: The Ultimate Compendium Of Natural Remedies From The World's Foremost Authority On Healing Herbs*, New York, Rodale Press, 1998.

67. G.W. Korting, K.F. Rasp, « Experience with an additional therapy of psoriasis vulgaris with echinacin », *Medizinische*, 1954, 45, 1504-1508.

68. H. Wagner, « Immunostimulants and adaptogens from plants », *In* J.T. Amason, *Phytochemistry of Medicinal Plants*, Plenum Press, New York, 1995, 1-18.

69. A. Green, *Narcissisme de vie Narcissisme de mort*, éd. de Minuit, 2007.

70. G. Kohon *et al., Essais sur « La Mère morte » et l'œuvre d'André Green*, Ithaque, 2009.

71. R. von Krafft-Ebing, *Les Formes du masochisme – Psychopathologie de la vie sexuelle*, Payot, 2010.

72. F. Kafka, *Le Château*, Le Livre de poche, 2001.

73. W. Reich, *L'Analyse caractérielle,* Payot poche, 2006.

74. F. Shapiro, *Des yeux pour guérir*, éd. du Seuil, 2005.

75. J. Kabat-Zinn, « An out-patient program in Behavioral Medicine for chronic pain patients based on the practice of mindfulness meditation: Theoretical considerations and preliminary results », *Gen. Hosp. Psychiatry*, 1982, 4, 33-47.

76. S. Ginger, *La Gestalt, l'art du contact*, Marabout, Hachette, 2009.

77. D. Widlöcher, M.M. Cardine, A. Braconnier, B. Hanin, *Choisir sa psychothérapie, Les écoles, les méthodes, les traitements*, éd. Odile Jacob, 2006.

78. F. Nietzsche, *Ainsi parlait Zarathoustra*, Rivages poche, Petite Bibliothèque, 2002.

79. T. Ingold, *The Perception of the Environment. Essays in Livehood, Dwelling and Skill,* London & New York, Routledge, 2000.

80. H. Graham, *Animism: Respecting the Living World,* Wakefield Press, 2006 ; et *The Handbook of Contemporary Animism*, Durham, Acumen ed., 2013.

81. K.F. Graf Durckheim, *Übung des Leibes auf dem inneren Weg*, éd. Lurz, München, 1981.

82. R. Steiner, *Textes autobiographiques – Document de Barr*, Éd. anthroposophiques romandes, Genève, 1988.

83. A. Lowen, *La Bio-Énergie*, éd. Tchou, 1975.

84. A. Berthoz, *Anticipation et Prédiction,* éd. Odile Jacob, 2015.

85. G. Kato, *A study of Shinto, the Religion of the Japanese Nation*, Tokyo, Publisher Curzon, 1926 (reprint: London, 1971) et M. Yamakage, *Shinto, sagesse et pratique,* éd. Sully, 2006.

86. Thich Nhat Hanh, *Vivre en peine conscience : Aimer*, éd. Belfond, 2016.

87. R.T. Ho *et al.*, « Effects of a Short-Term Dance Movement Therapy Program on Symptoms and Stress », *in Patients with Breast Cancer Undergoing Radiotherapy: A Randomized, Controlled, Single-Blind Trial, J. Pain Symptom. Manage,* 2016, pii : S0885-3924(16)00117-2.

88. B.L. Andersen, W.B. Farrar, D.M. Golden-Kreutz, R. Glaser, C.F. Emery, T.R. Crespin, C.L. Shapiro, W.E. Carson, « Psychological, behavioral, and immune changes after a psychological intervention: a clinical trial », *J. Clin. Oncol.,* 2004, Sept. 1, 22(17), 3570-3580.

89. C. Jasmin, « Facteurs psychologiques et risque de cancer du sein : résultats d'une étude cas témoins », *Revue française de psychosomatique*, n° 31, 2007.

90. R. Dantzer, « Cytokine, sickness behavior, and depression », *Neurol. Clin.,* 2006 Aug., 24(3), 441-460.

91. https://www.sfpo.com

Table des matières